汉竹编著·健康爱家系列

迟脉

洪脉

疾脉

零基础学脉诊

许庆友 主编

滑脉

浮脉

江苏凤凰科学技术出版社·南京

图书在版编目（CIP）数据

零基础学脉诊 / 许庆友主编 . — 南京：江苏凤凰科学技术出版社，2024.5（2025.4 重印）
ISBN 978-7-5713-3667-7

Ⅰ . ①零… Ⅱ . ①许… Ⅲ . ①脉诊 – 基本知识 Ⅳ . ① R241.2

中国国家版本馆 CIP 数据核字 (2023) 第 134619 号

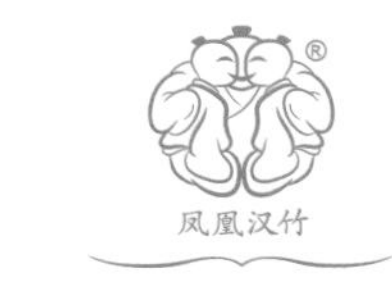

零基础学脉诊

主　　编　许庆友
全书设计　汉　竹
责任编辑　刘玉锋　黄翠香
特邀编辑　张　瑜　郭　搏
责任设计　蒋佳佳
责任校对　仲　敏
责任监制　刘文洋

出版发行　江苏凤凰科学技术出版社
出版社地址　南京市湖南路1号A楼，邮编：210009
出版社网址　http://www.pspress.cn
印　　刷　合肥精艺印刷有限公司

开　　本　720 mm × 1 000 mm　1/16
印　　张　11.5
字　　数　220 000
版　　次　2024年5月第1版
印　　次　2025年4月第3次印刷

标准书号　ISBN 978-7-5713-3667-7
定　　价　39.80元

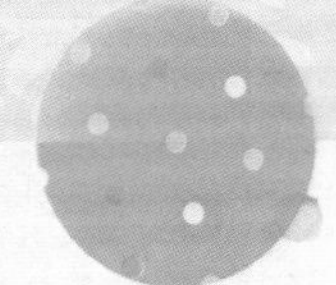

导读

沉脉、伏脉都在沉位，应该如何区分？

诊小儿脉、妇人脉时应该注意什么？

脉证相逆时应该如何取舍？

脉象转变与疾病进程乃至预后之间有什么关系？

常见疾病的脉象是怎样的？又该如何调养？

……

对于这些常见问题，本书都给出了答案。

本书系统地介绍了 29 种常见脉象，并在此基础上介绍了多种相似脉、相对脉以及特殊脉象的鉴别方法，在准确分析每种脉象的同时，配以“具象化”的图片，让脉象一目了然；还详细讲解了多种常见病的脉诊方法，并有针对性地给出了药膳疗法、穴位疗法以及日常保养建议。

本书语言简洁通俗，内容丰富，即使是零基础的中医爱好者也可以看得懂、学得会、用得上，是一部实用的中医脉诊自学书籍。

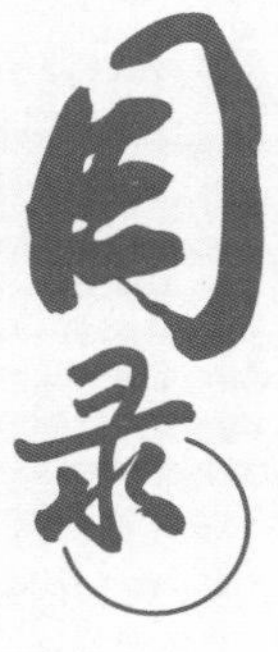

第一章 三根手指测疾病，神奇的中医脉诊

第二章
29 种脉象全图解，轻松自学脉诊

第三章
手把手教你区分脉象

第四章
特殊脉象轻松诊断

第五章
常见病的诊疗法

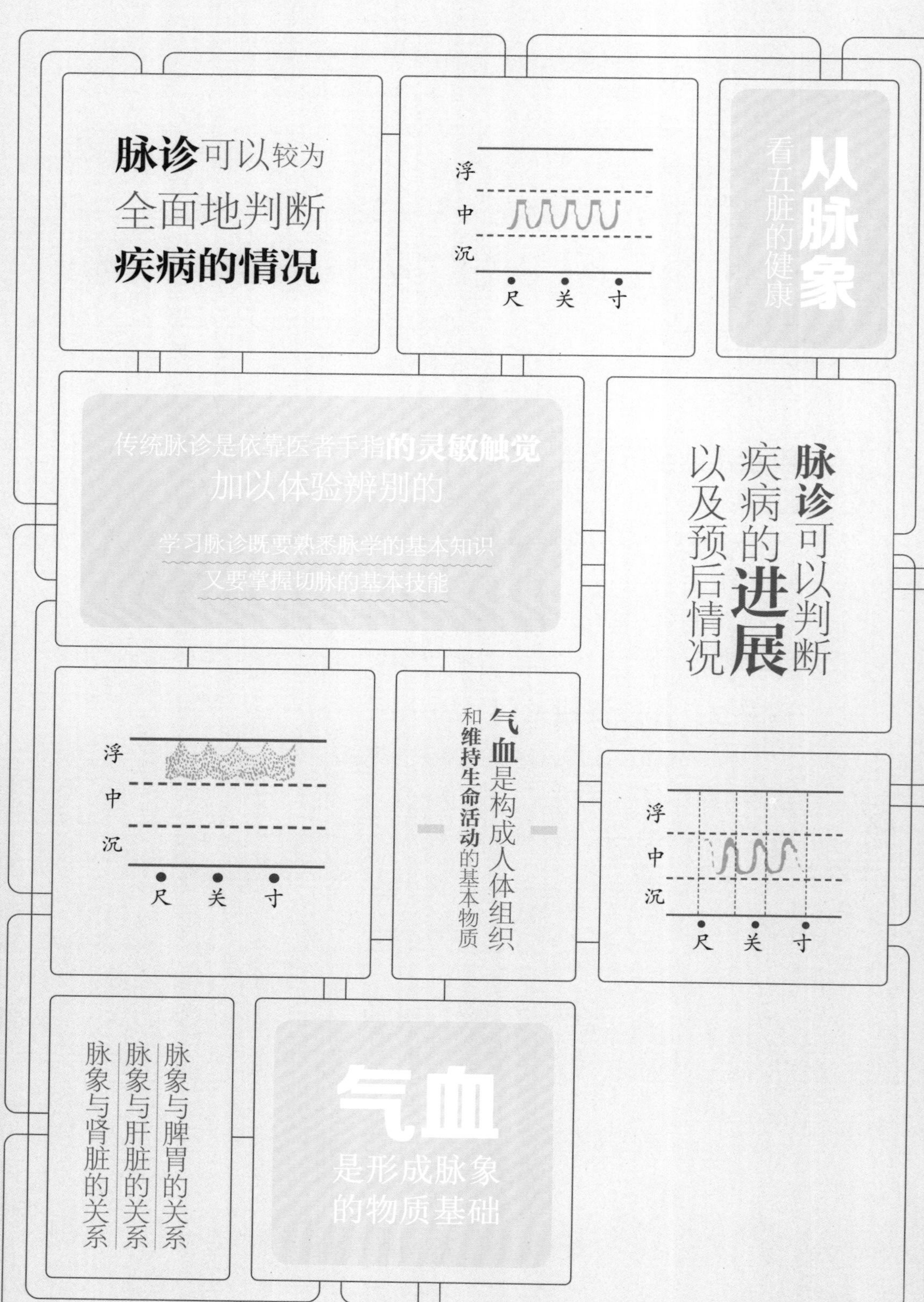
脉诊可以较为
全面地判断
疾病的情况
浮
中
沉
尺 关 寸
从脉象
看五脏的健康
传统脉诊是依靠医者手指的灵敏触觉
加以体验辨别的
学习脉诊既要熟悉脉学的基本知识
又要掌握切脉的基本技能
脉诊可以判断
疾病的进展
以及预后情况
浮
中
沉
尺 关 寸
气血是构成人体组织
和维持生命活动的基本物质
浮
中
沉
尺 关 寸
脉象与脾胃的关系
脉象与肝脏的关系
脉象与肾脏的关系
气血
是形成脉象
的物质基础

第一章

三根手指测疾病，神奇的中医脉诊

中医诊病讲究“望、闻、问、切”。其中，切（脉诊）是非常重要的诊断手段之一。在很多人眼中，脉诊似乎很神秘，很难学。其实只要理解了脉诊的理论，掌握了脉诊的方法技巧和各种脉象的基本特点，脉诊并没有想象的那么难。本章介绍了关于脉诊的基础知识，帮助初学者了解脉诊的相关内容。需要注意的是，在实践中，不能单纯地凭脉象来诊病，要望、闻、问、切四诊合参，才能准确诊断病情。

中医离不开切脉

中医诊察收集病情资料的基本方法主要包括“望、闻、问、切”四诊。其中，“切诊”又称脉诊、切脉、诊脉、按脉、持脉，是医者用手触按患者的腕关节桡动脉脉搏或触按患者的肌肤、手足、胸腹、腧穴等部位，测知脉象变化及有关异常征象，从而了解病变情况的诊察方法。

中医诊断讲究“望、闻、问、切”四诊综合应用，脉诊是其中必不可少的一项，而且脉诊对疾病的辨证分型非常重要。脉诊之所以如此重要，主要有以下两个方面原因。

脉诊可以较为全面地判断疾病的情况

疾病的情况主要包括疾病部位、性质、寒热、虚实等。脉诊的原理是以健康人的平脉来对照患者的病脉，根据病脉来推断和辨别疾病在何经何脏、属寒属热、在表在里、为虚为实等。从这个角度来说，脉诊可以较为全面地反映疾病的情况。

脉诊可以判断疾病的进展以及预后情况

脉诊不仅可以判断疾病目前的情况，而且能够判断疾病的进展情况以及预后情况。例如，如果久病中出现缓脉，一般是病情趋于好转的征兆；但是，如果久病中出现洪脉，则一般是病情趋于危重的征兆。同时，脉诊还可以全面评估病情，分析预后情况，从而帮助医生为患者做出科学的诊疗方案和康复方案。

传统脉诊法是依靠医者手指的灵敏触觉加以体验辨别的。因此，学习脉诊既要熟悉脉学的基本知识，又要掌握切脉的基本技能，并在上述基础上反复训练，仔细体会，才能逐步识别各种脉象，并有效地运用于临床。

了解脉象

首次接触脉诊时需要掌握脉诊的基础知识，也就是要认识什么是脉象？脉象是怎么形成的？脉象与五脏六腑的关系以及影响脉象的因素，等等。在了解上述内容的基础上，才能更好地掌握脉诊的方法和技巧，进而更好地体察脉象，对病情做出准确的判断。

脉象产生的原理

脉象是手指感觉脉搏跳动的形象，或称为脉动应指的形象。人体的血脉贯通全身，内连脏腑，外达肌表，运行气血，周流不休。所以，脉象能反映全身脏腑功能、气血、阴阳的综合信息。脉象的产生与气血的盈亏、心脏的搏动、脉管的通利程度及各脏腑的协调作用直接相关。

气血是形成脉象的物质基础

气血是维持生命活动的基本物质，而且气对脉象有着十分重要的影响。这是因为气属阳，主动，血液的运行全赖于气的推动，脉的“壅遏营气”则有赖于气的固摄，心搏的强弱和节律亦依赖气的调节。具体来说，就是宗气的“贯心脉而行血气”的作用。宗气聚于胸中，虚里（左乳下心尖区域）搏动状况，可以作为观察和判断宗气盛衰的一个重要标志。脉象与虚里搏动的变化往往一致，所以宗气盛衰亦可在脉象上反映出来。

心脏的搏动

在宗气和心气的作用下，心脏一缩一张地搏动，把血液排入脉管形成脉搏。《素问·五脏生成》记载：“诸血者皆属于心。”《素问·六节脏象论》记载：“心者……其充在血脉。”这些论述说明，脉动源于心跳，脉搏是心主动脉的具体表现。因此，脉搏的跳动与心脏搏动的频率、节律基本一致。

脉管的舒缩

《素问·脉要精微论》记载："夫脉者，血之府也。"说明脉是气血运行的通道。《灵枢·决气》记载："壅遏营气，令无所避，是谓脉。"说明脉管有约束、控制和推动血液运行的作用。血液由心脏排入脉管，脉管必然扩张，然后脉管依靠自身的收缩，压迫血液向前运行。脉管的这种一舒一缩功能，既是气血周流、循行不息的重要条件，也是产生脉搏的重要因素。所以，脉管的舒缩功能正常与否直接影响脉搏，从而使之产生相应的变化。

心阴与心阳的协调

心阴与心阳的协调，是维持脉搏正常的基本条件。当心气旺盛、血液充盈、心阴心阳调和时，心脏搏动的节奏和谐有力，脉搏亦从容和缓，均匀有力。反之，就会出现脉搏过强或过弱、过速或过迟以及节律失常等异常。

从脉象看五脏的健康

因为脉象是由心、血、气协同作用形成的，因此，脉象能够在很大程度上反映身体特别是五脏的健康状况。

- **脉象与肺脏的关系：**肺主气，司呼吸。由于气对血有促行、统藏、调摄等作用，所以人的呼吸与脉象之间关系十分紧密。呼吸平缓则脉象徐和；呼吸加快，脉象也会变得急促；呼吸匀和深长，脉象流利盈实；呼吸急迫浅促，则脉象多涩、促；呼吸不已则脉动不止，呼吸停息则脉搏亦难以维持。

- **脉象与脾胃的关系：**脾胃能运化水谷精微，为“气血生化之源”，为“后天之本”。气血的盛衰和水谷精微的多寡，表现为脉之“胃气”的多少。脉有胃气为平脉（健康人的脉象），胃气少为病脉，无胃气为死脉。所以临床上根据胃气的盛衰，可以判断疾病的轻重和预后情况。

- **脉象与肝脏的关系：**肝藏血，具有贮藏血液、调节血量的作用。肝主疏泄，可使气血调畅、经脉通利。肝的生理功能失调，可以影响气血的正常运行，从而引起脉象的变化。

- **脉象与肾脏的关系：**肾藏精，为“元气之根”，是脏腑功能的动力源泉，亦是全身阴阳的根本。肾气充盈，则脉搏重按不绝，尺脉有力，是谓“有根”。若精血衰竭，虚阳浮越，则脉象变浮，重按不应指，又称“无根脉”，多提示五脏阴阳离散，患者病情危重。

- **脉象与心脏的关系：**心脏搏动是形成脉象的源动力。脉管为气血运行的通道，又有约束和推进血流的作用。二者相互依存，同气相求。而且，心气、心血、心阴、心阳都与脉象有着直接的联系。从这个角度讲，心脏功能的强弱会影响脉象，而脉象也能反映心脏的健康情况。

如何体察脉象

脉象可以从脉位的深浅、脉势的强弱、脉形的粗细、脉形的长短、脉搏的速率、脉搏的节律、脉管的紧张度以及脉搏的流利度 8 个方面来体察。

脉位的深浅：脉位就是脉动部位的深浅。不同性质的病症，其脉象显现的部位有深浅的不同。脉位分浮和沉，浅显于皮下者为浮脉，深沉于筋骨者为沉脉。

脉势的强弱：脉势指脉象搏动时应指力量的大小。一般而言，实证患者的脉势多强而有力，虚证患者的脉势多弱而无力。同时，脉势的强弱还与体质、年龄、工作性质、性别等有关系，如体质健壮者脉势多强，体质差者脉势多弱；男性较女性的脉势强，应指有力。因此，在体察病情时还应综合考虑除病理之外的其他因素。

脉形的粗细：脉管的粗细以及气血对脉管的充盈状况，这些都是影响脉形粗细的主要因素。脉体宽大而粗者，多是邪气盛实、正气不衰之实证脉象；脉体窄细者，多是久病虚损、气血双亏之脉象特征。

脉形的长短：判断脉形长短的方法很简单。长度超过寸、关、尺三部的脉即为长脉，长度不及寸、关、尺三部的脉即为短脉。影响脉形长度的主要因素是人体的气血。气血盛余或妄行，多脉形长；气血虚弱或淤阻，多脉形短；气血和顺充盈，则脉形长短适中。

脉搏的速率：脉搏的速率指单位时间内脉象搏动的次数，这是影响脉象的重要因素。在病理状态下，无论是实热还是虚热，均可使气血运行加速，因而脉搏跳动加快，即为“数脉”。脉搏速率加快提示体内有热邪。若脉搏速率不足一息四至，多见于寒证患者。若一息超过五至，多见于热证患者。

脉搏的节律：正常的脉象是均匀、从容而有节律的。脉象搏动的节律均匀，来自心脏均匀而有节律地跳动和脉内气血均匀而有节律地运行。因此，脏器衰微、气血亏损，或痰湿瘀血、寒痰凝滞，都可能导致气血运行不畅，进而出现脉率失常（不均匀）的脉象特征，如促脉、结脉等。

脉管的紧张度：脉管的紧张度是针对血管壁的弹性而言的。脉象的特征常受血管紧张度的影响，如出现弦脉、紧脉、革脉等脉象，都是血管紧张度较高，以致脉象劲急不柔和；又如虚脉、细脉、濡脉、微脉、弱脉等，都是血管紧张度降低，失去其应有弹性而导致的。

脉搏的流利度：脉搏的流利度指脉象应指时往来的滑利程度。脉象的滑利程度，主要取决于气血运行的状况。一般来说，身体健康、气机调畅、阴阳气血充足、血管健全者，脉内的气血运行就和利畅通，脉搏自然往来流利。而气血亏虚，尤其是血虚时，脉象应指表现为涩滞不畅，形容为“如刀刮竹”。

我们可以根据以上 8 个影响脉象的因素对脉象进行分类，这样更方便记忆。

脉象分类

脉象要素	脉象
脉位深浅	浮脉
	沉脉
脉势强弱	虚脉
	实脉
脉形粗细	洪脉
	细脉
脉形长短	长脉
	短脉
脉率速缓	迟脉
	数脉
脉均匀度	结脉、代脉、促脉
脉紧张度	弦脉
	濡脉
脉流利度	滑脉
	涩脉

脉象是全身功能状态的综合反映，携带着多种功能的活动信息。任何一种脉象特征都是脉位、速率、脉势、脉形、节律以及脉管的紧张度和脉搏的流利度等多种因素的综合体现。所以，无论是单脉或是复合脉，都应从以上几方面来进行细心体察，分析产生相应脉象特征的主要因素，从而探究病机，做出符合客观实际的诊断。

影响脉象的因素

脉象常受年龄、性别、体型、生活起居习惯、职业、精神情志以及气候与地理环境等因素的影响。机体为适应内外环境的变化而进行自身调节，因而脉象可以出现各种综合变异。当然，这些脉象的变异往往是暂时的，或者是可逆的，只要有胃气、有神、有根，仍属平脉范围，临床应与病脉相鉴别。

先天因素

年龄

儿童脉象多小数，青年脉象多平滑，老人脉象多弦硬。

性别

妇人脉象较男子濡细，妊娠时脉象多滑数。

体型

身材高大者脉象较长，身材矮小者脉象较短。肥胖者脉多沉细，消瘦者脉较浮大。

生理异常

有些人脉不见于寸口，而由尺部斜向手背，称“斜飞脉”；若脉出现于寸口的背侧，则为“反关脉”。上述情况，如无器质性病变，且无其他不适，则一般不属病脉。

体质

由于个人体质的原因，有的人会出现六阳、六阴等特殊脉象。六阳脉是强大有力之脉，而非病脉；六阴脉细微而静，脉来有序，与沉细脉不同。遇到这两种脉象，必须从整体考虑，并在平时注意辨析。

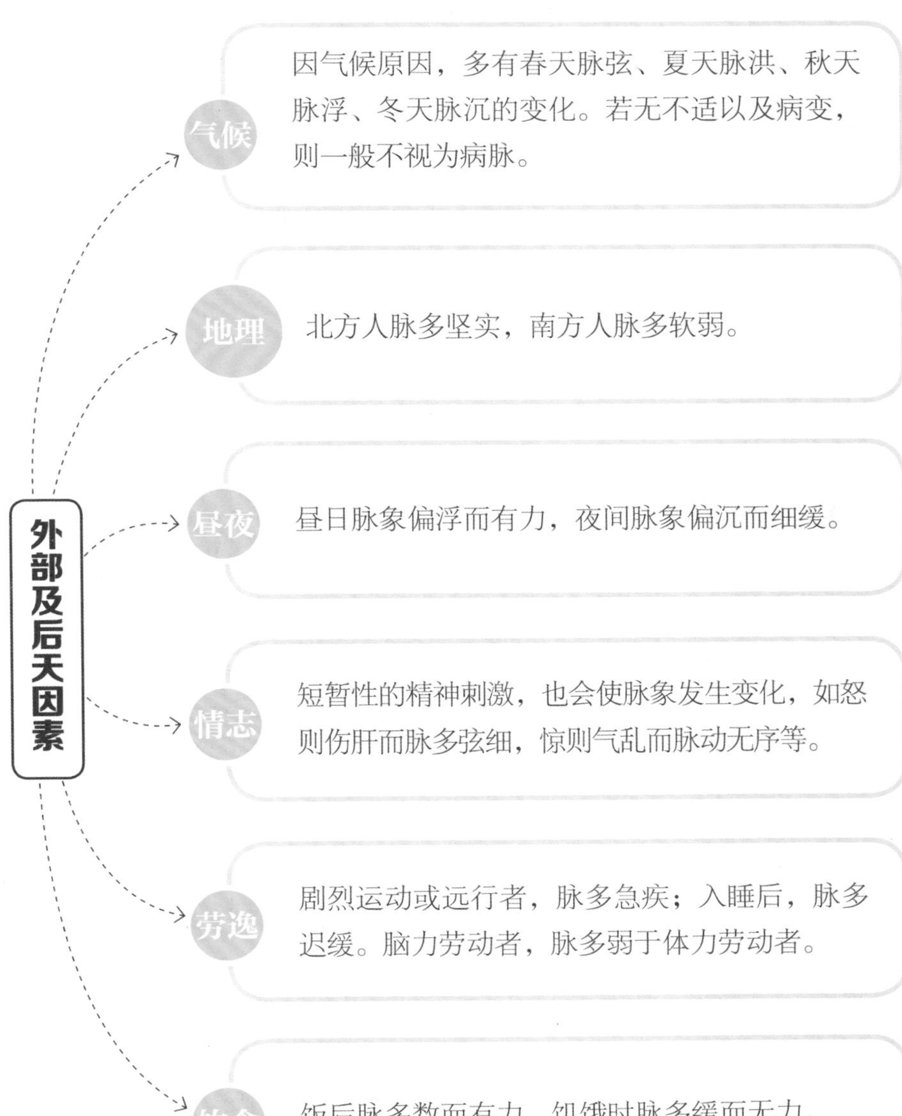
外部及后天因素
气候
因气候原因，多有春天脉弦、夏天脉洪、秋天脉浮、冬天脉沉的变化。若无不适以及病变，则一般不视为病脉。
地理
北方人脉多坚实，南方人脉多软弱。
昼夜
昼日脉象偏浮而有力，夜间脉象偏沉而细缓。
情志
短暂性的精神刺激，也会使脉象发生变化，如怒则伤肝而脉多弦细，惊则气乱而脉动无序等。
劳逸
剧烈运动或远行者，脉多急疾；入睡后，脉多迟缓。脑力劳动者，脉多弱于体力劳动者。
饮食
饭后脉多数而有力，饥饿时脉多缓而无力。

掌握脉诊技巧

古代没有超声波、生化检验、核磁共振等现代化检测手段，但是中医能凭借望、闻、问、切诊断患者的病情。脉诊作为中医诊断的基础技能之一，不仅能诊断病人的病情，而且能够协助医生深挖病因，探察“未病”。因此，掌握脉诊技巧是学好中医的基础。

下面从脉诊部位、常用的寸口诊法、指法指力、测脉动快慢与次数的方法，以及诊脉常见的误区等几个方面系统阐述一下脉诊的基本技巧和注意事项。

脉诊的部位

根据古代文献记载，脉诊的部位有很多种。《灵枢·终始》提出“人迎寸口”诊法；《素问·三部九候论》提出“三部九候”诊法；《难经》提出“独取寸口”的理论，即“寸口”诊法。这几种诊法分别对应了不同的脉诊部位。

人迎寸口诊法：是对人迎脉和寸口脉象相互参照进行分析的一种方法，比三部九候诊法简单，寸口主要反映内脏的情况，人迎（颈总动脉）主要反映体表情况。在正常情况下，春夏季人迎脉稍大于寸口脉，秋冬季寸口脉稍大于人迎脉。

三部九候诊法：又称遍诊法，见于《素问·三部九候论》，是遍诊上、中、下三部有关的动脉，以判断病情的一种诊脉方法。上为头部、中为手部、下为足部；上、中、下三部又各分为天、地、人三候，三三合而为九，故称为三部九候诊法。

三部九候诊法表

三部	九候	相应经脉和穴位	诊断意义
上部（头）	天	两额之动脉	候头角之气
	地	两颊之动脉	候口齿之气
	人	耳前之动脉	候耳目之气
中部（手）	天	手太阴经经渠穴	候肺之气
	地	手阳明经合谷穴	候胸中之气
	人	手少阴经神门穴	候心之气
下部（足）	天	足厥阴经足五里穴或太冲穴	候肝之气
	地	足少阴经太溪穴	候肾之气
	人	足太阴经箕门穴	候脾胃之气

三部诊法：见于汉代张仲景的《伤寒杂病论》。该方法主要以寸口脉候十二经及脏腑之气的变化，以人迎脉、趺阳脉候胃气的强弱，亦有加太溪脉候肾气盛衰者。现在这种方法多在寸口无脉搏或者观察危重患者时运用。

寸口诊法：指单独切按桡骨茎突内侧的一段桡动脉的搏动形象，以推测人体生理、病理状况的一种诊察方法。现代中医很少采用三部九候诊法和人迎寸口诊法，而普遍采用寸口诊法。至晋代王叔和著《脉经》后，寸口诊法理论已趋完善，并得以推广运用，一直沿用至今。

常用的寸口诊法

由于寸口诊法理论完善，操作方便，从而得以流传并且沿用至今，目前也是中医临床常用的脉诊方法之一。本书介绍的脉诊方法均为寸口诊法。

寸口诊法的意义

“寸口”又称“气口”或“脉口”。寸口位于手太阴肺经的原穴部位，是脉之大会者。手太阴肺经起于中焦，所以在寸口可以观察胃气的强弱，而且脏腑气血皆通过百脉朝会于肺。因此，脏腑的生理病理变化能反映于寸口脉象。

寸口脉都有哪些部位

寸口脉分为寸、关、尺三部，定位时又以关部为基准，先定位关部，再定寸部和尺部。

关部：通常以腕后高骨（桡骨茎突）为标记，与之对应的手腕内侧就是关部。

寸部：关部靠近手掌的一侧为关前，又叫寸部。

尺部：关部靠近肘部的一侧为关后，又叫尺部。

两手各有寸、关、尺三部，共六部脉。桡骨茎突处及前后的桡动脉行径比较固定，解剖部位也比较浅表，便于操作，故为诊脉的理想部位。

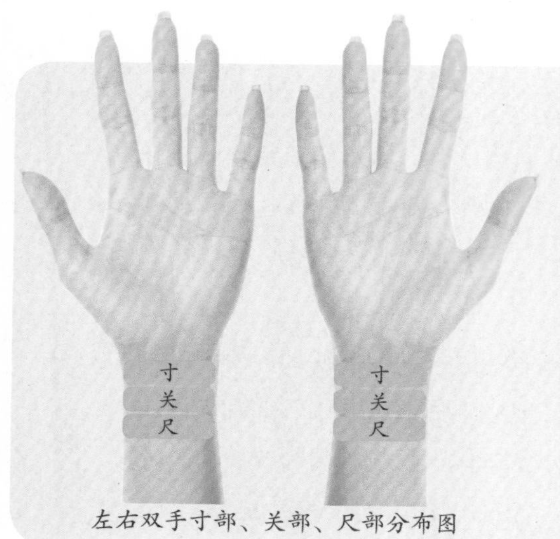

左右双手寸部、关部、尺部分布图

值得注意的是，部分人的桡动脉位于腕关节的背侧，切脉部位也相应在寸口的背面；有的同时见于两手，或独见一手。脉学著作《三指禅》记载：“间有脉不行于寸口，由肺列缺穴，斜刺臂侧，入大肠阳溪穴，而上食指者，名曰反关。”反关脉和左利手一样，也是正常的生理现象，并非病态。

施诊宽度

依据《难经·二难》的记载，寸口诊法的施诊宽度为 1.9 寸，其中关部、寸部各占 6 分，尺部占 7 分。

值得注意的是，寸口诊法中提及的“寸”，不是我们日常所用的度量单位，而是手指同身寸，即以被诊人的手指宽度为参考标准。

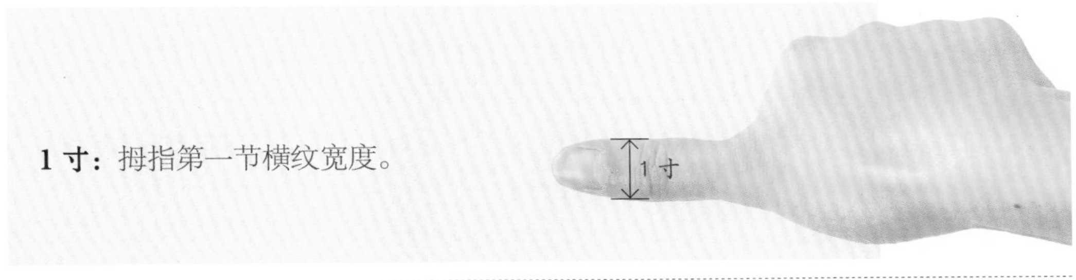

1 寸：拇指第一节横纹宽度。

1.5 寸：食指和中指两指横宽。

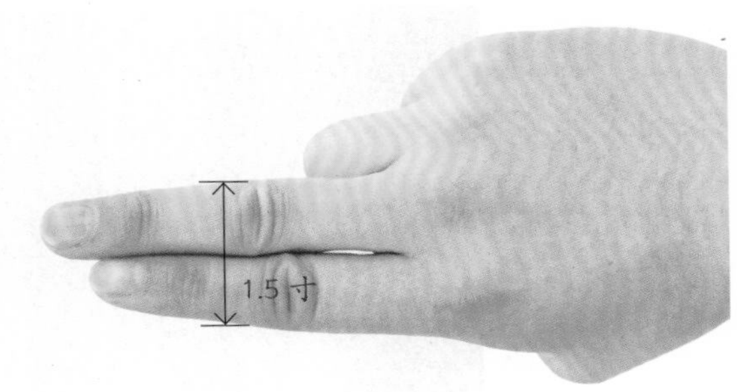

2 寸：食指、中指和无名指三指横宽。

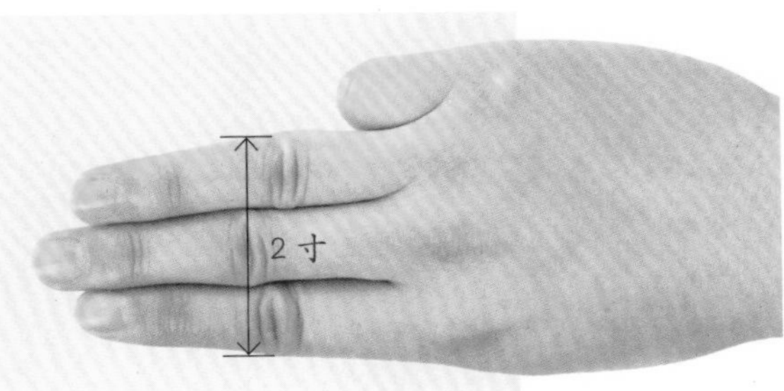

3 寸：食指、中指、无名指和小指四指横宽。

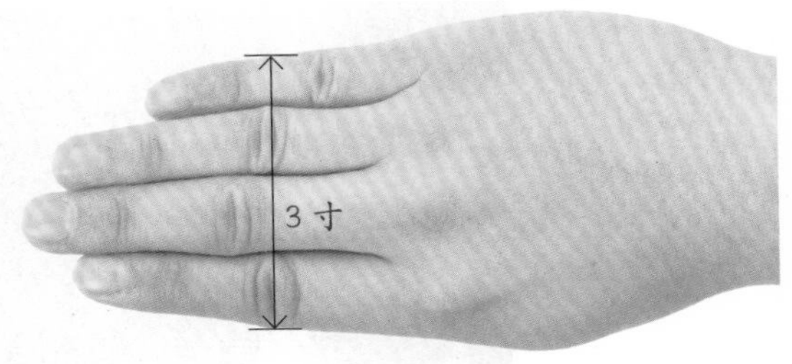

手指同身寸示意图

寸口三部与脏腑的对应关系

根据中医经络理论，寸口与脏腑之间有如下的对应关系：左寸与心，左关与肝、胆，左尺与肾相对应；右寸与肺、胸，右关与脾、胃，右尺与肾（命门）相对应。这种对应关系是根据《黄帝内经》“上竟上者、下竟下者”的原则确定的，也就是上部脉（寸脉）候躯体上部，下部脉（尺脉）候躯体下部。此外，也有不分寸、关、尺三部，只以浮取、中取、沉取等指力轻重区分，左手脉诊心、肝、肾，右手脉诊肺、脾、命门，这种方法适用于危急病症或年老体虚患者。

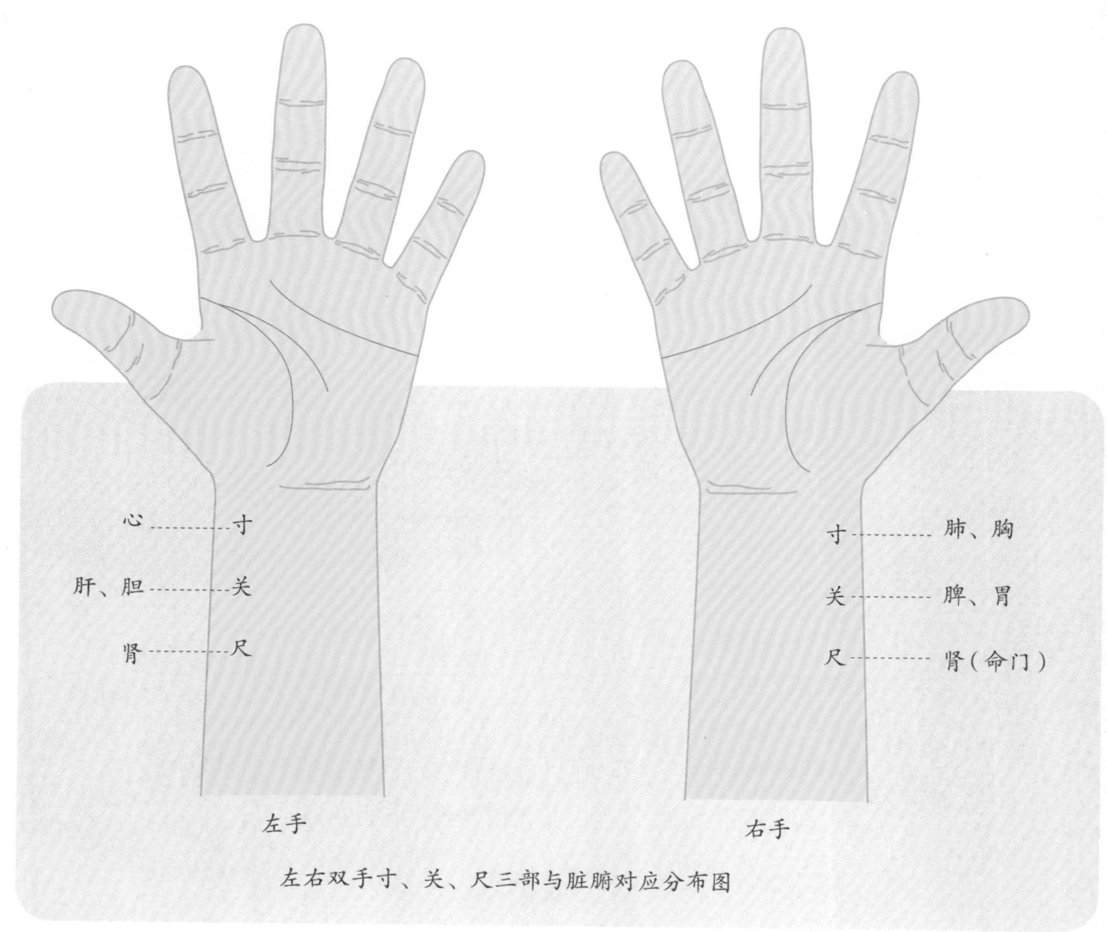

左右双手寸、关、尺三部与脏腑对应分布图

脉诊的指法与指力

施行脉诊时，不仅要找准部位，而且要注意指法和指力，这样才能更加准确地诊断病情。

脉诊常用的指法

所谓指法，是指医生施行脉诊时的具体操作方法。正确而规范地运用指法，可以获得比较准确的病理信息。脉诊指法的要素可概括为选指、布指和运指等。

选指

脉诊结果是否准确，手指感应的灵敏度十分重要。手指顶端，即指头和指腹交界处，形状像人的眼睛，是感应较为灵敏的部位，称为“指目”。指目推移灵活，便于寻找指感较清晰的部位，并可根据需要适当地调节指力。指腹的肌肉较丰厚，用指腹切脉时，会受医者自身手指动脉搏动的干扰，容易产生错觉，所以施行脉诊时选用指目是比较合适的。如患者脉象细小时，手指着力点可偏重于指目前端；脉象粗大时，着力点偏重于指目后端。

选指时，应当选用左手或右手的食指、中指和无名指 3 个手指指目，手指略呈弓形倾斜，与受诊者体表约成 45° 为宜，这样的角度可以使指目紧贴于脉搏搏动处。

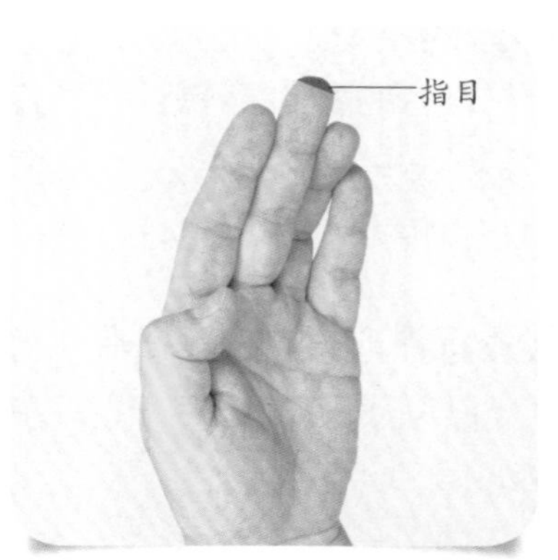

为了保证结果准确，施行脉诊时不可留长指甲，可将指甲贴肉剪齐；手要保持干净整洁；不宜垂直加压，避免因指甲掐按皮肤给患者带来不适。

布指

下指时，先以中指按在腕部后高骨内侧动脉处，称为“中指定关”；然后用食指按在关前（靠近手掌）定寸，用无名指按在关后（靠近肘部）定尺。

切脉时，布指的疏密要得当，而且要与患者手臂长短和医生的手指粗细相适应。患者的手臂较长或医者的手指较细者，布指宜疏，反之宜密。

值得注意的是，婴幼儿的寸口部位甚短，一般多用“一指（拇指或食指）定关法”，而不必细分寸、关、尺三部。

运指

布指后，应根据指力的轻重、挪移及布指变化以体察脉象。脉象按力度分为浮、中、沉三类，在诊脉时，可针对不同脉象使用举法、按法、寻法、总按和单诊的指法。

举法：手指用力较轻，按压皮肤表面以体察脉象。用举的指法取脉又称为“浮取”。

按法：手指用力较重，甚至按到筋骨以体察脉象。用按的指法取脉又称为“沉取”。

寻法：寻即寻找的意思。所谓寻法，指手指用力不轻不重，按至肌肉，并调节适当指力，或左右推寻，以仔细体察脉象。

总按：三指同时用大小相等的指力诊脉的方法，以从整体上辨别寸、关、尺三部和左右两手脉象的形态、脉位、脉力等。

单诊：用一个手指诊察一部脉象的方法，主要用于分别了解寸、关、尺各部脉象的位、次、形、势等变化特征。

在临床实践中，一般初起三指均匀用力，之后三指分别用力，根据患者的实际情况，总按和单诊配合运用，以求全面捕获脉象信息。

脉诊的指力

脉诊的力道是十分讲究的。使用单诊指法时，古人形象地将诊脉的指力形容为谷粒的重量——“菽数之重”，并将指力大小分为1~15菽。其中15菽的力度指的是用指目用力按，以感觉按到骨头上为准。

脉象沉浮的指力判定标准

在临床中，脉诊的指力与脉象有着很大的关系，我们应该根据不同的脉象选取不同的指力。

浮脉——1~7 菽之力　平脉——8~9 菽之力　沉脉——10~15 菽，甚至更大力度

诊断脏腑的指力标准

脉诊的指力不仅与脉象有很大的关系，而且与需要诊断的五脏疾病也有着很大的关系。日常可以这样练习力度，先用力按至骨，以确定15菽的力度，然后分成三段用力；等这三种力度熟悉了以后，再慢慢摸索感觉每一菽的力度。

诊肺、胸——右寸轻取 1~3 菽之力　诊心——左寸轻取 4~6 菽之力

诊脾、胃——右关稍重取 7~9 菽之力　诊肝、胆——左关重取 10~12 菽之力

诊肾——双尺重取 13~15 菽之力

测脉动的快慢与次数

想要系统掌握脉诊的方法，就要学会测脉动的快慢及次数。

学会测脉动的快慢

古人没有钟表，所以一般用一次呼吸间脉搏的次数来衡量脉动的快慢，又称“至数”，简称“至”。一般来说，成年人一息四五至为正常，超过五至为数脉，低于四至为迟脉。换算为现代计时方式，即成年人每分钟脉搏次数低于 60 次为迟脉，超过 90 次为数脉，尤其低于 50 次或者高于 100 次应引起重视。但一些人如长跑运动员，低于 50 次亦为常态。

呼吸法测脉动的次数

医生诊脉时以自己的呼吸作为标准，来计算患者脉动次数。每呼吸 1 次为一息，正常的脉动次数为每息 4 次，有时为 5 次。

脉诊常见的误区

脉诊的体位不正确

诊脉时，患者一般应该正坐，前臂向前，自然伸展，并且在腕下垫一松软的布枕，保证患者体内血液流动顺畅，这样可以反映患者真实的身体情况。如果患者不方便起身，可以仰卧，手掌平摊。诊脉时不宜侧卧，否则会因压迫手臂导致血液流动不畅，不能反映患者真实的身体状况。

脉诊时间过长或者过短

古人提出，诊脉需诊“五十动”，是指医生诊脉的时间一般不应少于 50 次脉跳时间。每次诊脉每手应不少于 1 分钟，两手以 3 分钟左右为宜。诊脉时间过短，则不能仔细辨别脉象的节律等变化；诊脉时间过长，指压过久亦可使脉象发生变化，所诊之脉有可能失真。

脉诊过程中与患者频繁交流

在诊脉的时候，需要调匀呼吸，便于记数，同时为了避免患者情绪发生变化影响脉象，所以一般在切脉的时候不问诊。诊脉前、诊脉后以及开药方时，均可与患者交流，但诊脉时必须保持安静。

脉诊的时间不正确

脉诊时间以清晨为宜。因为清晨时人体的内部环境相对而言比较安定，受饮食、环境以及其他因素的影响较少，因此清晨时段比较适合诊脉。但是，对于门诊或急诊患者，则不必拘泥于此，让患者在相对安静的环境中休息片刻，减少各种外界环境干扰后即可施行脉诊。

脉诊步骤歌诀

脉诊步骤歌诀：

首分浮沉，二辨虚实；
三去长短，四算疾迟；
五察脉形，样样皆知。

这首歌诀告诉我们，诊脉时需要从脉位深浅、脉势强弱、脉形长短、脉搏速率、脉管紧张度等几个方面来判断病情。

首分浮沉

所谓浮沉，指的是脉动部位的深浅。脉位分浮和沉，浅显于皮下者为浮脉，深沉于筋骨者为沉脉。不同性质的病症，其脉象显现的部位会有深浅的不同。值得注意的是，由于体质不同，有些人健康时脉象也会较浮或者较沉，需要认真鉴别。

二辨虚实

虚实指脉象搏动时力量的大小。一般而言，实证患者的脉势多强而有力，虚证患者的脉势多弱而无力。同时，脉势的强弱还与体质、年龄、职业、性别有关系。如体质健壮者脉势多强，体质差者脉势多弱；男性较女性的脉势强，应指有力。

三去长短

这里的“长短”指脉形的长短。脉形长度“过于本位”，就是所谓的长脉；“脉形短而涩小，首尾俱俯，中间突起，不能满部”者，即为短脉。

四算疾迟

疾迟指的是单位时间内脉搏的次数，这是影响脉象的重要因素。脉搏速率加快提示体内有热。若脉搏速率一息不足四至，即每分钟不足 60 次，多见于寒证患者或运动员。

五察脉形

这里的脉形是指脉体的宽窄，即脉形的粗细。脉管的粗细、气血对脉管的充盈状况，这些都是影响脉形粗细的主要因素。脉体宽大而粗者，是邪气盛实、正气不衰之实证脉象；脉体窄而细者，是久病虚损、气血双亏之脉象特征。

样样皆知

脉象是全身功能状态的综合反映，携带着多种功能活动信息。脉诊时除了上述内容,还要观察脉管的紧张度以及脉搏的流利程度。

脉管的紧张度是针对血管壁的弹性而言，脉象的特征常受血管紧张度的影响，如弦脉、紧脉、革脉等，是血管紧张度过高造成的；又如虚脉、细脉、濡脉、微脉、弱脉等，是血管紧张度降低、失去其应有的弹性而导致的。

脉搏的流利度是指脉象应指时往来的滑利程度。脉象往来的滑利程度主要取决于气血运行的状况。如果一个人身体健康，气机调畅，阴阳平衡，气血充足，脉管充盈，脉内的气血运行就滑利畅通，脉象应指时就往来流利。

在明晰上述内容的基础上，想要得出正确的结论，还要结合脉位进行辨析。同时要结合脉势、脉形、速率、节律以及脉管的紧张度和脉搏的流利度等多种因素综合考虑，还要细心体察，全面分析产生相应脉象特征的因素，从而探究病机，做出符合客观实际的诊断来。

本章所讲述的内容仅仅是脉诊的技巧以及相关要素，在了解上述内容的基础上，还需要在大量的实践中认真揣摩体会，这样才能真正掌握乃至精通脉诊技术。

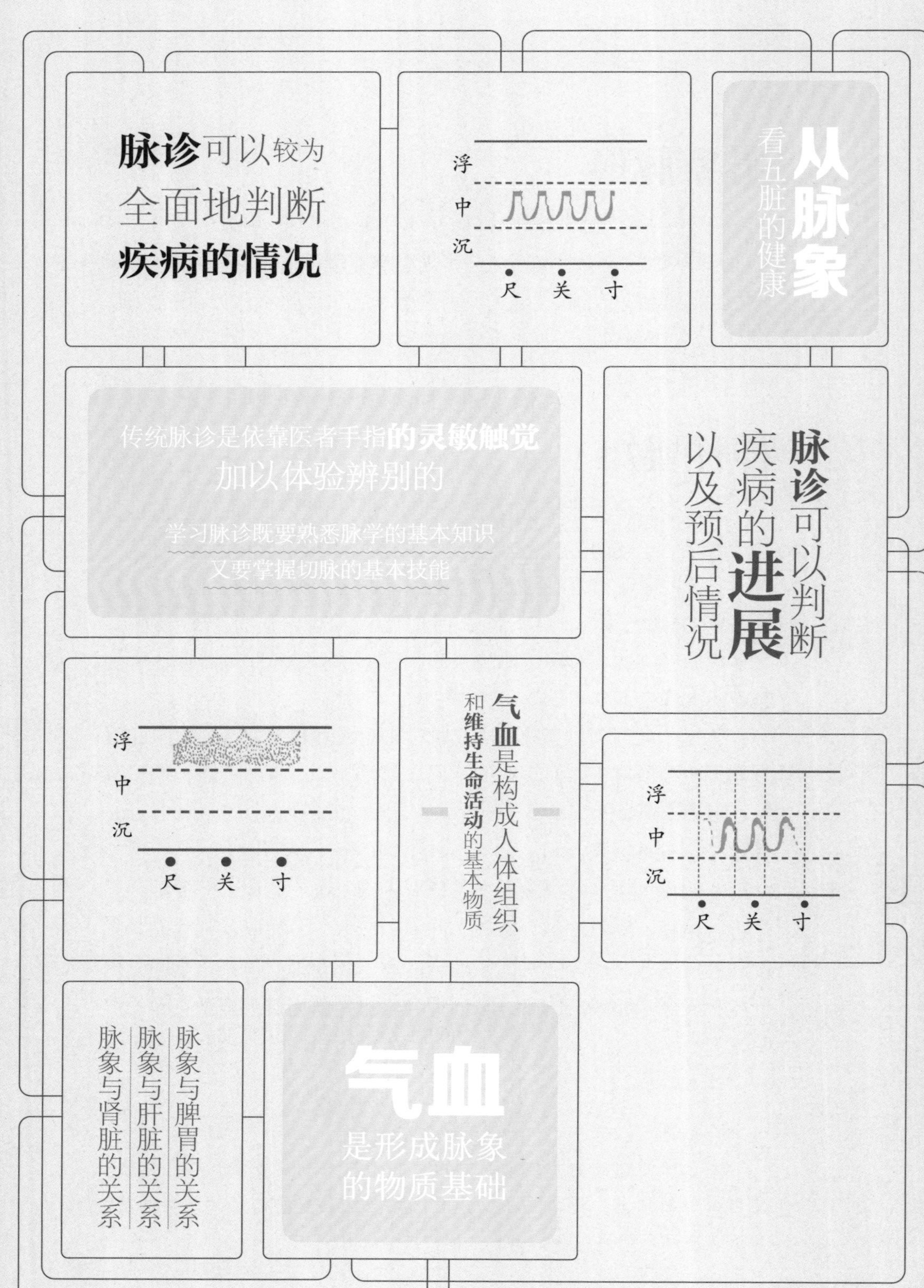
脉诊可以较为
全面地判断
疾病的情况
浮
中
沉
尺 关 寸
从脉象
看五脏的健康
传统脉诊是依靠医者手指的灵敏触觉
加以体验辨别的
学习脉诊既要熟悉脉学的基本知识
又要掌握切脉的基本技能
脉诊可以判断
疾病的进展
以及预后情况
浮
中
沉
尺 关 寸
气血是构成人体组织
和维持生命活动的基本物质
浮
中
沉
尺 关 寸
脉象与脾胃的关系
脉象与肝脏的关系
脉象与肾脏的关系
气血
是形成脉象
的物质基础

第二章

29种脉象全图解，轻松自学脉诊

人的脉象与身体状况有十分密切的关系，通过脉诊不仅可以辨析病情，还能在一定程度上分析疾病发展情况，从而帮助医生制订出合理的治疗方案。本章重点介绍每一种脉象的特征、快速记忆口诀、形成原理、三部主病、兼脉主病以及常见病的调理方法，并配有脉象图，帮助读者更好地理解和识别脉象。

脉象的归类

在长期的诊疗实践中，中医从业者总结出 29 种常见脉象，将除平脉之外的 28 种脉象分为浮、沉、迟、数、虚、实共 6 类。如下表所示。

除平脉外的28种脉象
浮类脉——浮脉、洪脉、濡脉、散脉、芤脉、革脉
沉类脉——沉脉、伏脉、牢脉、弱脉
迟类脉——迟脉、缓脉、涩脉、结脉
数类脉——数脉、疾脉、促脉、动脉
虚类脉——虚脉、微脉、细脉、代脉、短脉
实类脉——实脉、长脉、滑脉、弦脉、紧脉

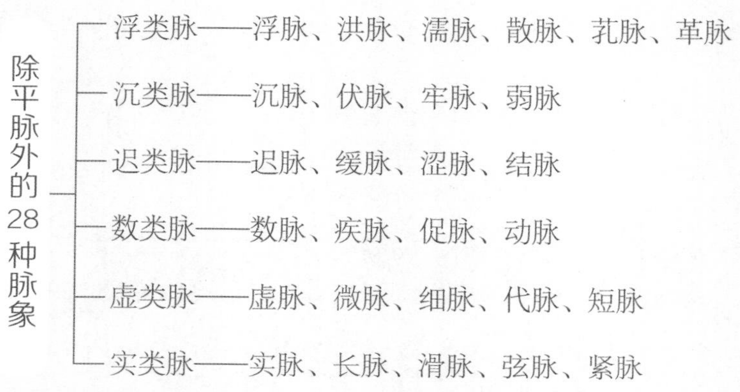

本部分内容将详细介绍这 29 种脉象。

平脉

平脉又名常脉，是指正常人在健康生理条件下出现的脉象。

平脉不仅是人体健康状况良好的体现，更是脉诊时的“参照物”。在实践中，一般是通过对比平脉与患者的脉象，分析患者存在的健康问题，进而制订出相应的调养方案。

平脉的特征是：寸、关、尺三部皆有脉，且脉体不大不小、不浮不沉、不快不慢且沉取不绝；一息四五至，相当于每分钟 70~80 次；搏动从容和缓，节律一致，且尺部沉取有一定的力量。平脉是人体气血运行正常、脏腑功能良好的体现。

人体为了与外界环境相适应，会根据外界环境进行相应的自我调整。因此，平脉的状态也会随生理活动、气候、季节和环境等的不同而产生相应的变化。除了会受外界影响，平脉还会受年龄、性别、工作性质等因素影响，因此在脉诊时应全面考虑，认真分析。

古人将平脉的特点概括为“有胃”“有神”“有根”。

有胃

即脉有胃气。胃在中医里有“水谷之海”的美称，也被广大中医学者视为营卫气血的发源地。因此，从这个角度而言，脉之胃气主要反映脾胃运化功能的盛衰、营养状况的优劣和能量的储备状况。

诊脉时，脉有胃气的表现是指下有从容、徐和、软滑的感觉。脉象不浮不沉、不疾不徐，来去从容，节律一致，就是有胃气的表现。

有神

脉象贵在有神。中医认为，心主血且藏神，而脉又为血之府。人体心神健康旺盛，气血自然能够充盈且运转正常；反之亦然。

脉象有神表现为应指柔和有力，节律整齐。即使微弱之脉，但未至于散乱而完全无力；弦实之脉，仍带柔和之象，皆属脉有神气。

反之，脉来散乱，时大时小、时急时徐、时断时续，或弦实过硬，或微弱欲无，都是无神的脉象。

有根

即脉有根基。因为肾被中医视为“先天之本”，因此脉之有根无根主要说明肾气的盛衰。

诊脉的时候，脉有根基可以表现为尺脉有力、沉取不绝两个方面。因为尺脉候肾，沉取候肾，尺脉沉取应指有力，就是有根的脉象。

浮类脉

浮类脉主要包括浮脉、洪脉、濡脉、散脉、芤脉、革脉6种，它们共同的特点是脉浮于表面，轻取可得。浮脉多主表证；洪脉多主热证；濡脉多主虚证；散脉多主元气离散；芤脉多主失血或阴伤；革脉主寒证或虚证。

浮脉：如水漂木

浮脉，顾名思义，就是脉搏浮在表面的意思，用手轻轻触碰就能清晰地感觉到脉搏的存在，就好像已经按到了皮与肉之间一样。

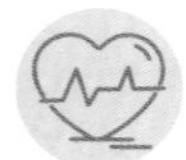

脉象特征

轻取即得，重按反减，
举之有余，按之不足。

诊脉的时候稍微用力，就有一种按到了漂浮在水中的小木棍一样的感觉，按之下沉，力度减轻又浮起来了。如果用力按的话，会发现脉搏的跳动又弱了不少，用一句话概括："举之有余，按之不足。"

脉象形成的原理

- **外邪侵袭肌表：**外邪侵袭肌表时，病邪未盛，正气未衰，邪正相搏，人体气血趋向于表以抵抗外邪，脉气鼓动于外，致使脉象显浮。
- **里虚血脱、气浮于外：**久病体虚，机体气血亏损，血虚不能内守，气失依附，气浮越于外，从而脉象见浮。

浮脉脉象图

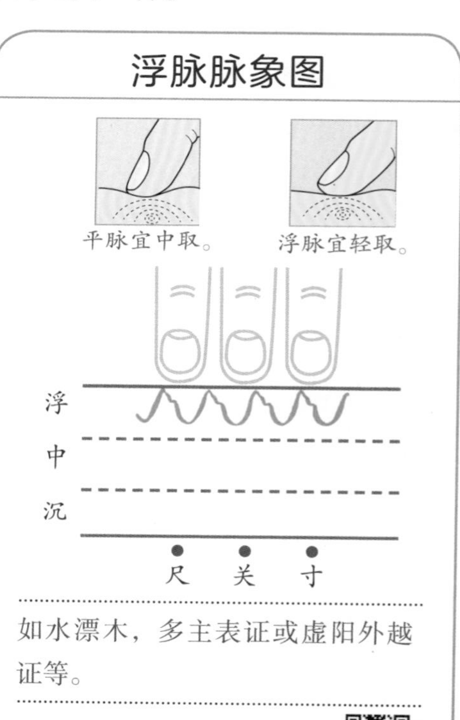

如水漂木，多主表证或虚阳外越证等。

体状诗　扫一扫听讲解

浮脉惟从肉上行，如循榆荚似毛轻。
三秋得令知无恙，久病逢之却可惊。

主病诗　扫一扫听讲解

浮脉为阳表病居，迟风数热紧寒拘。
浮而有力多风热，无力而浮是血虚。

浮脉对应的健康问题

浮而有力为表实，
浮而无力为表虚。

如果出现浮脉的脉象，可能是外邪侵袭、机体抵抗力低下、肺气不宣、阴血亏损等原因所致，容易出现感冒、支气管炎、贫血、心悸、心脏病等疾病。

浮脉常见病症应用举例

· **外感表证：**由外感风寒、卫阳郁闭所致。若脉浮紧，症见发热、恶寒、咳嗽、体痛，则是受寒，要用麻黄、杏仁等药辛温发汗；若脉兼浮缓，自汗，并有发热、恶风、打喷嚏、流鼻涕等症状，则是受风，可用桂枝、白芍、生姜来调和营卫；若高热，应及时前往正规医疗机构就诊。

· **贫血、肺源性心脏病心衰：**贫血或产后血晕者，症见眩晕、心悸不安、烦闷，可在医生指导下用人参、黄芪来补气血；肺源性心脏病患者心衰时，症见喘息抬肩、上气、浮肿，多脉象浮大，重按无力，可在医生指导下用都气丸、黑锡丹来补肾纳气。

寸口三部浮脉脉理说明图

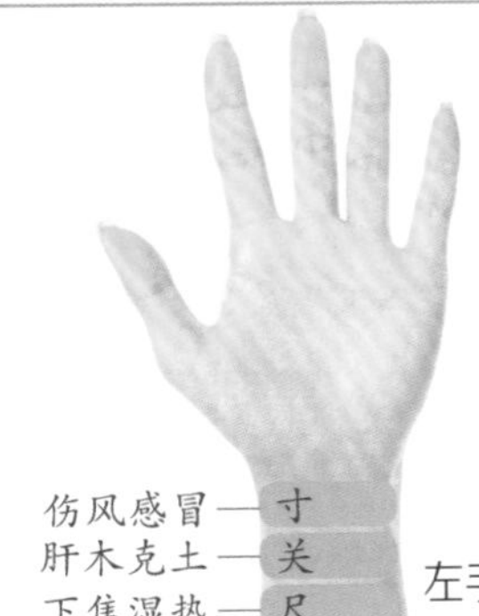

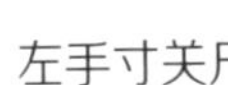

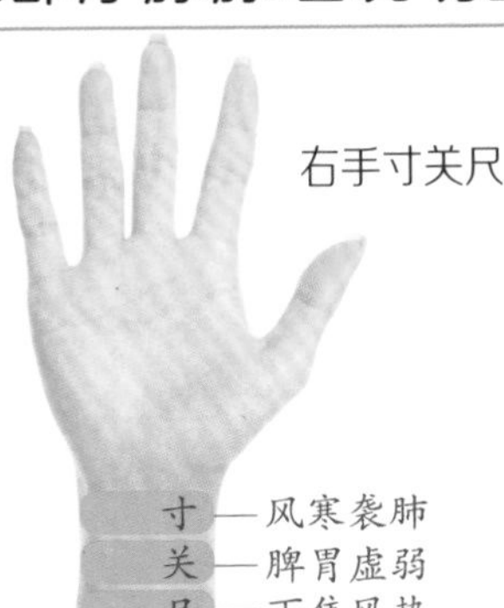

兼脉主病

浮脉与迟脉相兼多见风邪为病；浮脉与数脉相兼多为外感风热；浮脉与紧脉相兼多为外感风寒。

左手三部主病

左寸脉浮，常因伤风感冒所致，一般多出现头痛、鼻塞、恶寒、发热等外感表证。左关脉浮，常因肝木克土，脾受其邪所致，易出现脾虚腹胀等症。左尺脉浮，常因下焦湿热所致，多见小便不利或淋涩疼痛。

右手三部主病

右寸脉浮，常因风寒袭肺，引起肺气不宣所致，可见咳嗽痰稀、鼻流清涕、头痛恶寒等风寒表证。右关脉浮，常因脾胃虚弱所致，可见纳呆、脘闷、大便溏稀。右尺脉浮，常因下焦风热所致，多见便秘不畅。

洪脉：来盛去衰

洪脉指脉形宽大，血流量增加，应指浮大而有力。洪脉多主热证，多种实火过盛都会导致出现洪脉。

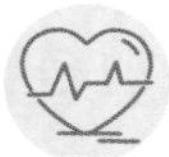

脉象特征

脉形宽大，来盛去衰，
来大去长，滔滔满指。

脉来如波峰高大陡峻的波涛，汹涌盛满，充实有力，即所谓“来盛”；脉去如落下之波涛，较来时势缓力弱，其力渐衰，即所谓“去衰”。

脉象形成的原理

- **邪热亢盛：**邪热亢盛，蒸迫气血，气盛血涌，脉道扩张，故脉大而充实有力，多种实火过盛都可能导致出现洪脉。

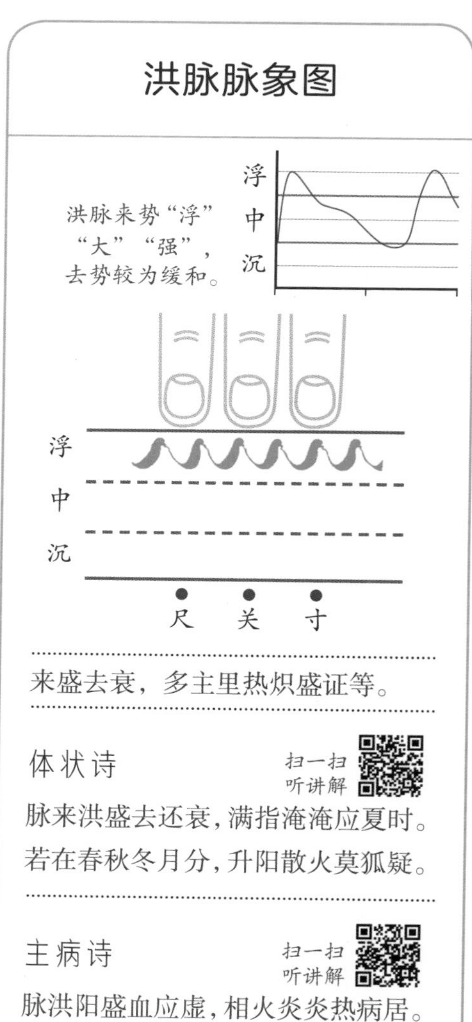

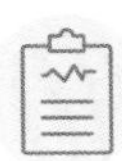

洪脉对应的健康问题

洪脉主里热炽盛证。夏季出现洪脉，大多不属于病脉。

若脉洪大而有力，此为太过，多由营络大热、血气燔灼、心气有余所致，常见壮热、烦躁、口渴等症，以及暑热汗泄诸疾。若脉洪大却无力，此为不及，多因心气虚乏所致，或为阴虚所致。浮取则洪，重按全无，或阔大者，是孤阳泛上，气不归元之故，常见烦心、咳唾，或为虚劳之疾。

洪脉常见病症应用举例

· **热盛伤阴：**由阳明热盛、津液受灼所致。症见身热面赤、大汗、烦渴狂躁、腹满便秘。可在医生指导下服用白虎汤。

· **虚劳泄泻：**因感受外邪，或被饮食所伤，或情志失调、脾胃虚弱所致。虚劳多见神疲体倦、心悸气短、自汗盗汗，或五心烦热，或畏寒肢冷等症。泄泻多见排便次数增多、粪便稀溏等症。应在养血、止泻的同时，在医生指导下用人参、白术补脾益气。

寸口三部洪脉脉理说明图

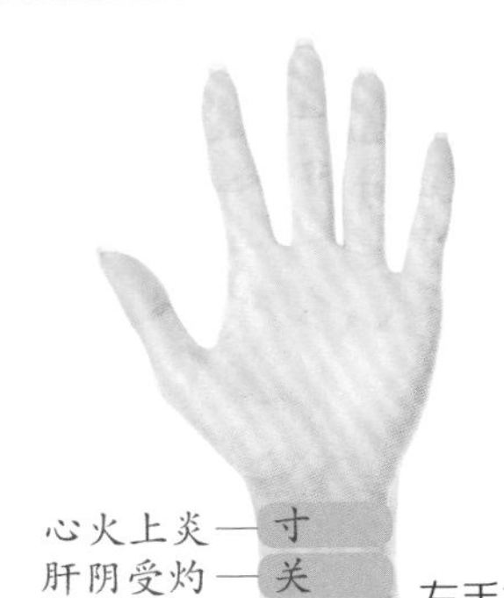

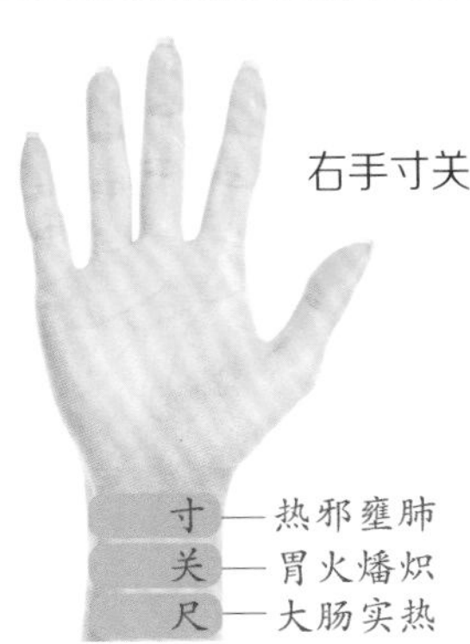

乘脉主病

洪脉与数脉相乘多见外感热病；洪脉与浮脉相乘多见表热或虚热；洪脉与沉脉相乘多见里热；洪脉与急脉相乘多见胀满。

左手三部主病

左寸脉洪，常因心火上炎所致，可见头痛、目赤口疮、心烦失眠之症。左关脉洪，常因肝阴受灼，筋失其养所致，可见烦躁易怒、遍身疼痛之疾。左尺脉洪，常因膀胱有热所致，可见小便淋漓、疼痛不爽，甚则尿血之疾。

右手三部主病

右寸脉洪，常因热邪壅肺所致，可见咳喘气急、口燥咽干之疾。右关脉洪，常因胃火燔炽所致，可见齿肿咽痛、便秘、嗳气吞酸之疾。右尺脉洪，常因大肠实热所致，可见大便秘结，或见便血、腹痛之疾。

濡脉：如絮浮水

濡脉又称软脉，位居浅表，在皮肉之间，轻按指下感觉脉体细小而柔软，搏动力弱；中取或沉取时，反而感受不到脉体搏动。

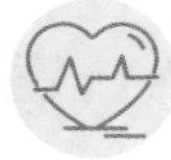

脉象特征

浮而细软，
轻按相得，
重按不显。

诊脉时脉象极软而浮细，就像帛在水中一样，用手指轻摸有感觉，稍一用力则无。脉来一息四五至，脉体不长不短，往来流利，从容和缓，节律一致。

脉象形成的原理

- **久病精血亏损：**久病精血亏损，脾虚化源不足，气血亏少，致冲击脉管力道不足，从而使脉形浮细柔软。
- **湿困脾胃：**湿困脾胃，壅阻于内，阻遏阳气，阳气无力推动血气运行，使脉细软。

濡脉脉象图

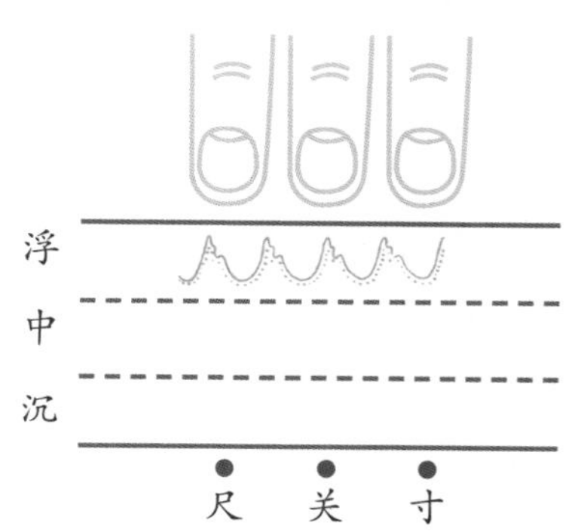

极软而浮细，主虚证或湿困等。

体状诗

扫一扫
听讲解

濡形浮细按须轻，水面浮绵力不禁。
病后产中犹有药，平人若见是无根。

主病诗

扫一扫
听讲解

濡为亡血阴虚病，髓海丹田暗已亏。
汗雨夜来蒸入骨，血山崩倒湿侵脾。

濡脉对应的健康问题

濡脉多主虚证，主湿邪，有不及而无太过。

濡脉多见于气虚乏力、亡血、自汗、喘急、遗精、骨蒸、惊悸等症。亦因湿邪太盛，脉道受抑，气血失其通畅，症见胸闷、腰重、肢倦者。调养时，要结合其他病症，明确病因，对症调养。

濡脉常见病症应用举例

- **亡血阴虚：**由阴液耗伤过度，阳气失其所依所致。症见崩中、漏下日久，伴有疲乏无力、头晕眼花、腹痛、舌质色淡。调理时，宜重用党参、黄芪，配合当归、熟地黄、阿胶补气摄血。
- **诸虚百损：**由痨瘵日久，气血津液遭受耗损所致。症见骨蒸盗汗、气乏体虚、喘咳吐血、纳少泄泻等。调理时宜调补脾胃，补肾之元气，才能使胃纳水谷，进而气血渐生，正气充足。值得注意的是，在调补过程中，应该循序渐进，不能贸然使用“猛药”进补，否则反而会让患者“虚不受补”，出现其他问题。

寸口三部濡脉脉理说明图

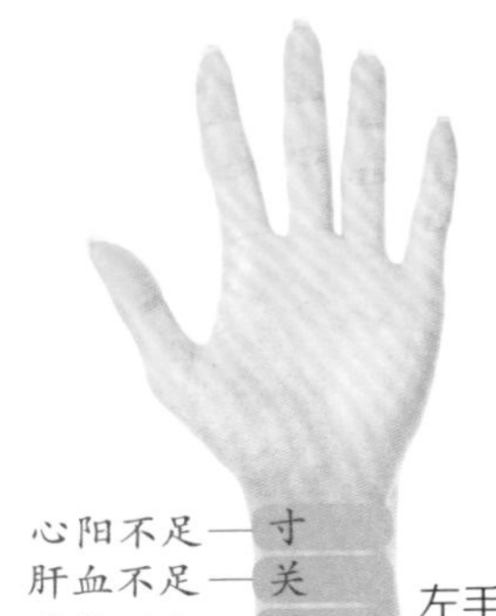

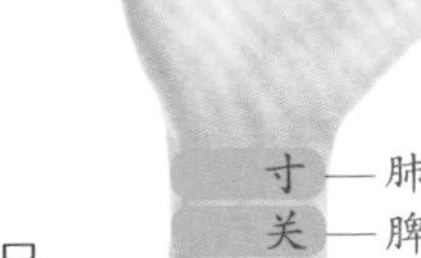

乘脉主病

濡脉与弦脉相乘多为眩晕、指麻；濡脉与细脉相乘多为湿侵脾虚；濡脉与涩脉相乘多为亡血；濡脉与浮脉相乘多为卫阳虚；濡脉与数脉相乘多为湿热。

左手三部主病

左寸脉濡，常因心阳不足、卫气不固所致，可见心悸、怔忡、自汗之疾。左关脉濡，常因肝血不足、血不荣筋所致，可见疲困无力、筋缓不收之疾。左尺脉濡，常因精血亏损、肾气不足所致，可见遗精、滑泄、尿频等。

右手三部主病

右寸脉濡，常因肺气不足、卫外不固所致，可见咳嗽、气短、自汗、乏力之疾。右关脉濡，常因脾气虚弱、纳运失常所致，可见纳少、腹胀、浮肿、乏力之疾。右尺脉濡，常因肾阳亏虚所致，可见腹痛、溏泄、疝痛之疾。

散脉：散似杨花

散脉位居浅表，轻按指下感觉脉体浮大，应指散漫无根蒂，不能收聚，并伴时快时慢、节律不齐，或伴脉搏应指力度强弱不匀；当中取特别是沉取时，指下感觉不到脉搏。

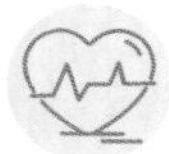

脉象特征

浮大无根，应指散漫，
按之消失，伴节律不齐，
或脉力不匀，散似杨花。

散脉主要表现是浮散无根。所谓浮散，是指诊脉时轻取感觉分散凌乱；所谓无根，则是指逐渐加大力度的时候，脉搏越来越弱，重取则完全感觉不到了。

脉象形成的原理

- **心气耗竭、阳气离散：**因心气耗竭、阳气离散、阴阳不敛、气虚血耗，无力鼓动于脉，以致浮散无根、不齐，状似杨花，至数不清。

散脉脉象图

散脉散乱无根，宜轻按，力度过大反而感受不到。

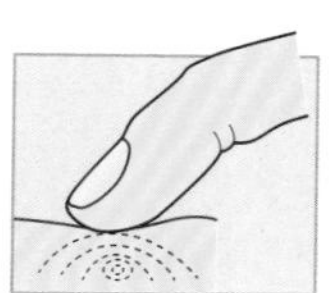

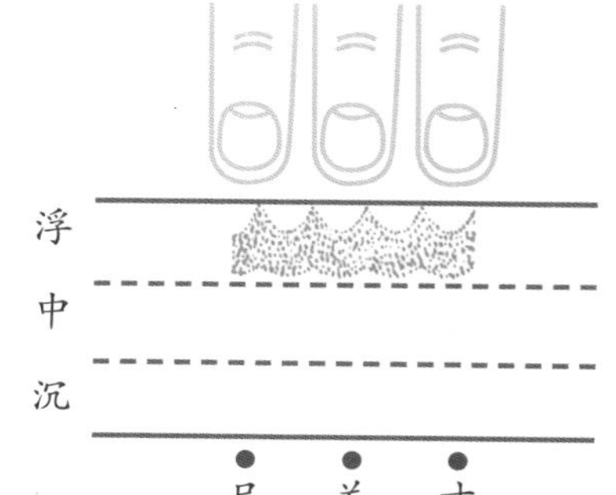

浮散无根，主元气离散等。

体状诗

扫一扫
听讲解

散似杨花散漫飞，去来无定至难齐。
产为生兆胎为堕，久病逢之不必医。

主病诗

扫一扫
听讲解

左寸怔忡右寸汗，溢饮左关应软散。
右关软散胻胕肿，散居两尺魂应断。

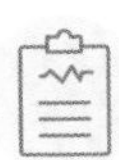

散脉对应的健康问题

散脉主元气耗散，脏腑精气欲绝，病情危重。

散脉主元气离散。元气是人生命运行的根本，所以脏腑脉证出现散脉的时候，调养上要以聚敛、滋补为主。凡气虚血耗、心悸、浮肿、咳逆上气、堕胎将产者多见散脉，要辨别虚实，对症调理。

散脉常见病症应用举例

- **气血耗散：**操劳过度、久病使得气血耗散，或脏腑气乱、阴阳两虚使得元气离散所致。常见于热病阴伤津脱，阴阳离诀，治疗上用独参汤、参附汤回阳救逆；或用参脉饮益气养阴。
- **咳喘：**由肺气散而不聚所致。症见咳喘不卧、自汗淋漓，易得风寒感冒。可以食用一些补气的食物和中药进行调养，比如党参、黄芪、山药等；还可以适当进食酸味和涩味食物。

寸口三部散脉脉理说明图

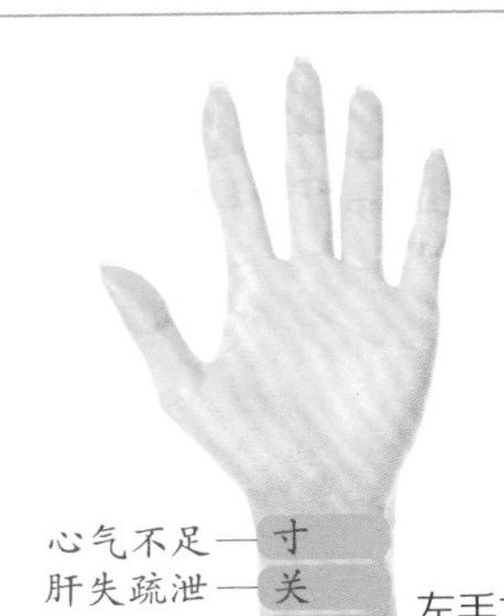

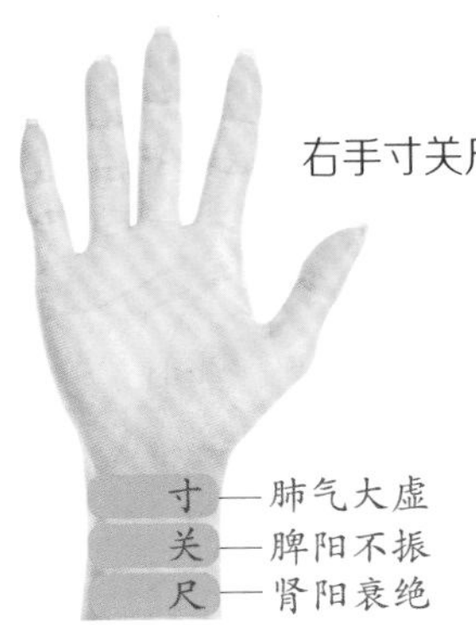

乘脉主病

散脉与浮脉相乘多为虚证；散脉与代脉相乘多为心、肾之气衰竭。

左手三部主病

左寸脉散，常因心气不足、心阳亏耗所致，可见心悸、怔忡、恍惚之疾。左关脉散，常因肝失疏泄、水饮留滞所致，可见身重浮肿之溢饮证。左尺脉散，常因肾气衰败、下元虚损所致，可见腰酸乏力、滑精、早泄之疾。

右手三部主病

右寸脉散，常因肺气大虚、卫外不固所致，可见大汗不止、疲倦乏力、喘促气短之疾。右关脉散，常因脾阳不振、水湿不运所致，可见鼓胀、浮肿之疾。右尺脉散，常因肾阳衰绝、元气衰竭所致，多见危症。

芤脉：如按葱管

芤是葱的别名，因葱管中空，所以中医将具有类似特征的脉象命名为“芤脉”。芤脉是指脉管在浮部，搏动较有力而内腔血量不足的状态，按之如捻葱管之上。

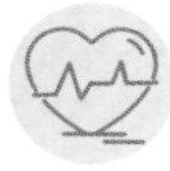

脉象特征

浮大中空，
如按葱管，
应指浮大而软。

轻按时指下感觉脉体宽大而柔软，四周有力，中间空而无力；当中取特别是沉取时，指下感觉脉体搏动明显减弱。

脉象形成的原理

- **失血过多：**突然失血过多，血量骤然减少，营血不足，无以充脉所致。
- **津液大伤：**津液大伤，血液不得充养，阴血不能维系阳气，阳气浮散所致。

芤脉脉象图

芤脉中空无力，
如按葱管。

浮
中
沉

尺 关 寸

浮大而软，主失血证或伤阴证等。

体状诗

扫一扫
听讲解

芤形浮大软如葱，边实须知内已空。
火犯阳经血上溢，热侵阴络下流红。

主病诗

扫一扫
听讲解

寸芤积血在于胸，关内逢芤肠胃痈。
尺部见之多下血，赤淋红痢漏崩中。

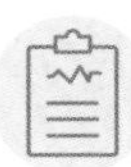

芤脉对应的健康问题

芤脉多见于身体大量失血后处于血虚状态时。

常人气血充足，脉管充盈，故脉来徐缓，指下圆和。若突然失血，血量骤然减少，营血不足，无以充脉，则脉管空虚，形成浮大中空之象。

芤脉常见病症应用举例

- **各种出血证：** 由阴血大伤、气无所依所致。常见于吐血、衄血、便血、尿血以及外伤出血、崩漏下血等病症。调理时，宜选择健脾、补气、补血的药，成方可选复方阿胶浆、当归补血汤等。上述诸药均要在医生指导下服用。
- **汗吐伤液：** 由高热使体内水分消耗过多，心脏不能继续维持人体机能正常活动所致。症见大汗淋漓、大吐大泻、微喘，脉浮大而芤。调理时，可在医生指导下用白虎加人参汤主之，以清热、益气、生津；脉若散大者急用之，加大人参用量。

寸口三部芤脉脉理说明图

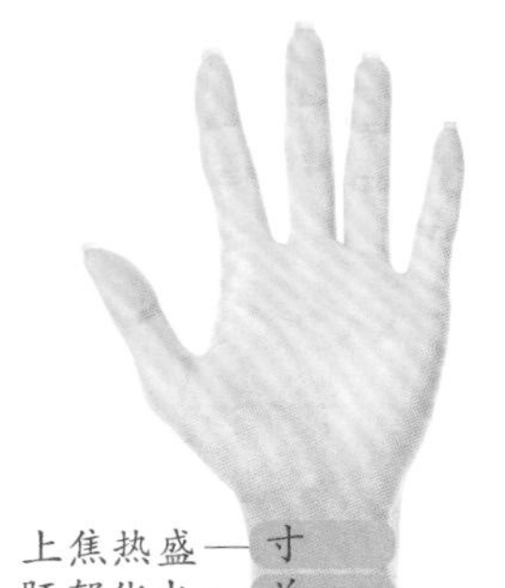

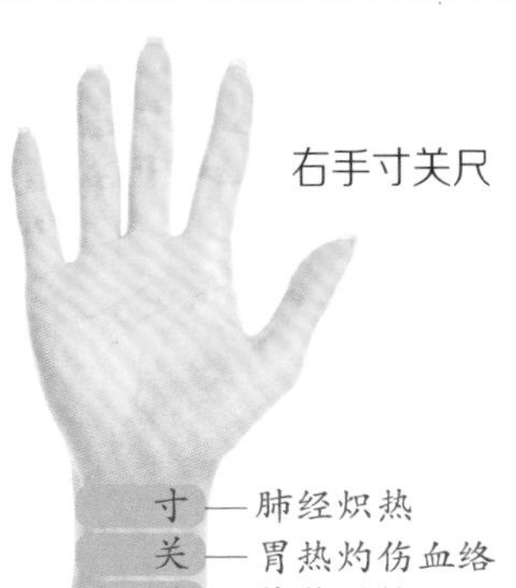

兼脉主病

芤脉与浮脉相兼多是气阴两伤；芤脉与数脉相兼多是阴虚；芤脉与虚脉相兼多为失精亡血；芤脉与结脉、促脉相兼多为虚中夹实、瘀血内结；芤脉与迟脉相兼多为失血正虚、内热。

左手三部主病

左寸脉芤，常因上焦热盛，迫血妄行所致，可见咳血、衄血之疾。左关脉芤，常因肝郁化火，灼伤血络所致，可见出血、吐血之疾。左尺脉芤，常因热灼膀胱，血络受损所致，可见尿血之疾。

右手三部主病

右寸脉芤，常因肺经炽热，迫血妄行所致，可见胸痛、咳血之疾。右关脉芤，常因胃热灼伤血络所致，可见吐血之疾。右尺脉芤，常因热伤肠络所致，可见大便出血之疾。

革脉：如按鼓皮

革脉位居浅表，在皮肉之间。轻按指下感觉脉体挺直而长，如按琴弦，脉管中空外坚，如按鼓皮，应指搏动力弱；中取或沉取时，脉象减弱。

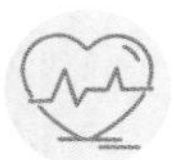

脉象特征

革脉浮，搏指弦，
中空外坚，如按鼓皮。

革脉属于具有复合因素的脉象，综合弦、芤二脉的脉形所构成。它既有张力强、表面有力的一面，又有按之空虚、内部不足的一面。

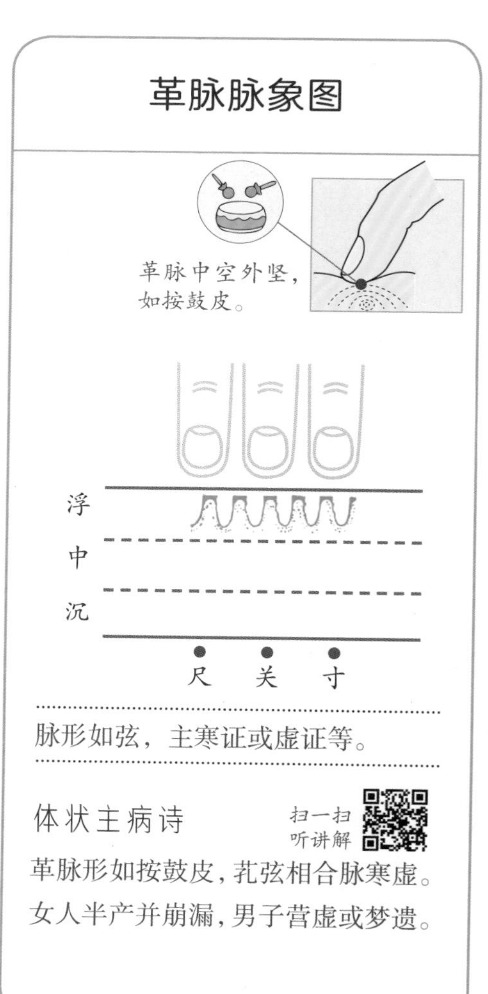

脉象形成的原理

- **精血严重亏损：** 体内精血严重亏损，阴血不能充润脉管，阳气内无所依而浮越于外，形成脉管浮大、中空外坚的脉象。

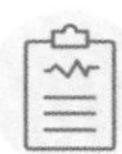

革脉对应的健康问题

革脉多见于亡血、失精、半产、漏下等疾病。

凡妇女小产、血崩、经漏，男子营气虚损、遗精等疾病，多半可以见到革脉。此外，肿瘤、肝硬化等病亦可见之。

革脉常见病症应用举例

- **半产、漏下：**房事劳倦致使后天真阴亏损，先天肾气衰竭。症见流产、月经周期紊乱、阴道出血如崩似漏等。调理宜在医生指导下，用黄芪益气以资血之源，配当归、阿胶养血和营，再佐地榆、煅龙骨、山萸肉以增强固涩止血之力。
- **阴寒失精：**由肾阳不足、阴中寒冷所致。症见多汗、梦遗、遗精、少精、腰酸、小腹冷痛等。调理宜在医生指导下，用金锁固精丸加补骨脂、肉桂、仙茅、淫羊藿等温补肾阳。

寸口三部革脉脉理说明图

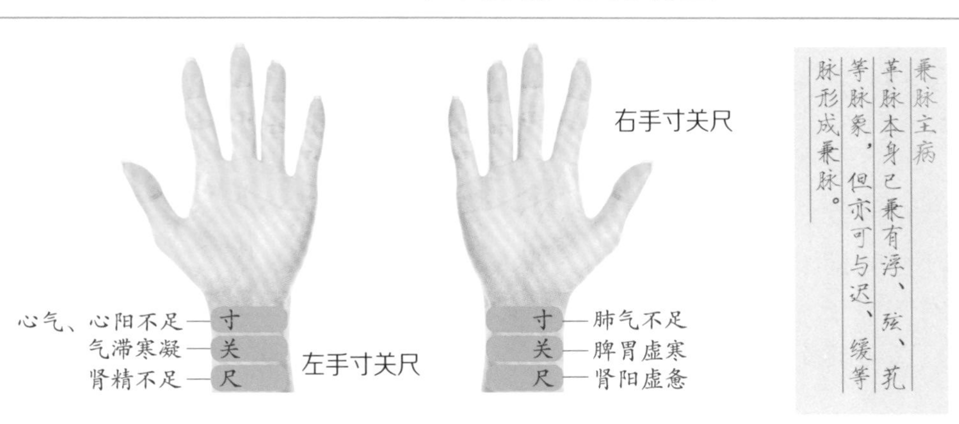

左手三部主病

左寸脉革，常因心气、心阳不足所致，可见心悸、气短、自汗、胸闷之疾。左关脉革，常因气滞寒凝所致，可见腹痛、窜痛、少腹积块时隐时现之疾。左尺脉革，常因肾精不足、下焦虚寒所致，可见滑精、早泄，以及少腹冷痛、腰膝酸软、妇人白带增多等。

右手三部主病

右寸脉革，常因肺气不足、痰涎壅滞所致，可见咳嗽气短、咳吐白痰、胸闷不畅之疾。右关脉革，常因脾胃虚寒所致，可见脘腹疼痛、喜按喜热之疾。右尺脉革，常因肾阳虚惫所致，男子可见虚损、失精等，女子可见半产、崩漏下血等。

沉类脉

沉类脉的脉象有沉、伏、牢、弱四脉。因这四类脉脉位较深，重按乃得，故同归于一类。沉脉主里证；伏脉主邪闭、厥证；牢脉主实寒里证；弱脉主气血双亏。

沉脉：如石沉水

沉脉位居于里，在皮下深部，靠近筋骨之处；轻按指下无脉体搏动感，中取时应指，沉取时脉体搏动感觉较为明显。

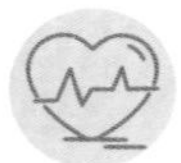

脉象特征

轻取不应，重按始得，
举之不足，按之有余，如石沉水。

沉脉的脉象要重按至筋骨之间才能触及，指下感觉犹如棉絮包裹着砂石，里面坚硬而外表柔软，又如投石入水，必须深及水底，才可触及。

脉象形成的原理

- **邪郁于里：**邪郁于里，机体正气不衰，邪正相交，致气滞血阻，故脉象显沉。
- **脏腑虚弱：**脏腑虚弱，气虚，甚者阳虚，则无力推动气血循行，使脉象显沉。
- **血虚：**血虚，甚者阴虚，则无力充盈血脉，使脉象显沉。

沉脉脉象图

沉脉宜重按。

浮
中
沉
尺 关 寸

如石沉水，多主里证。

体状诗 扫一扫听讲解

水行润下脉来沉，筋骨之间软滑匀。
女子寸兮男子尺，四时如此号为平。

主病诗 扫一扫听讲解

沉潜水蓄阴经病，数热迟寒滑有痰。
无力而沉虚与气，沉而有力积并寒。

沉脉对应的健康问题

沉而有力是痰食寒邪积滞所致；沉而无力是阳气衰弱或气郁所致。

沉脉主里证，常见下利、浮肿、呕吐、停食积热、郁结气滞等症。沉而有力是痰食寒邪积滞所致，会出现食积、便秘等病；沉而无力是阳气衰弱或气郁所致，会出现腹胀、泄泻、食欲不振等症。

沉脉常见病症应用举例

- **主阴主寒：**多因里虚寒盛、阳气衰微所致。症见下利清谷、四肢厥逆、手足寒等。可根据实际情况，在医生指导下用理中汤等进行调理。
- **贫血：**由久病亡血，致营气不足而引起。症见面色苍白，兼心悸、头晕、遗精滑泄、腰膝酸软、妇女经少色淡。调理宜在医生指导下，选用黄芪、阿胶、熟地黄、当归、白芍、甘草等。

寸口三部沉脉脉理说明图

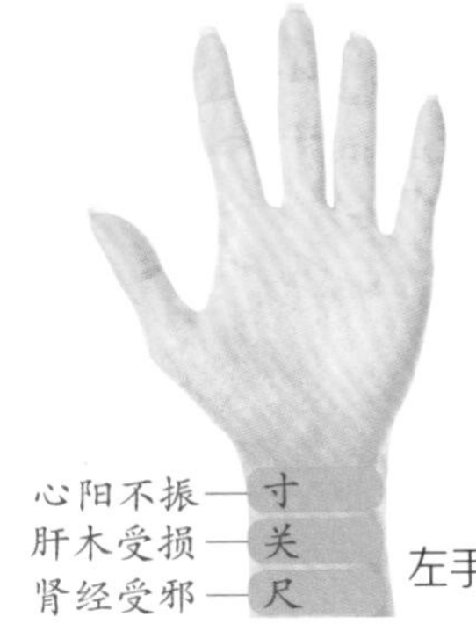

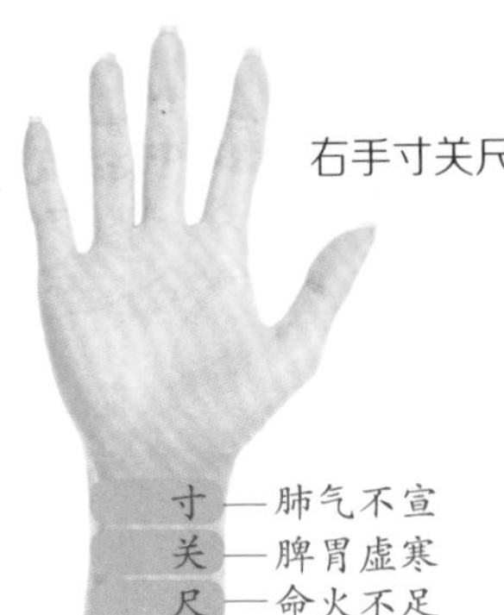

兼脉主病

沉脉和迟脉相兼为里寒证；沉脉和数脉相兼为里热证；沉脉和濡脉、缓脉相兼为水湿证；沉脉和弦脉相兼为内痛；沉脉和牢脉相兼为冷痛。

左手三部主病

左寸脉沉，常因心阳不振、寒饮停胸所致，可见胸痛、满闷之疾。左关脉沉，常因饮食不节、肝木受损，或寒痰结聚所致，可见纳少不食、胀满虚痞，甚发痃癖腹痛之疾；兼弦脉可见胁肋刺痛之肝郁之疾。左尺脉沉，常因寒积少阴、肾经受邪所致，可见腰背冷痛、尿频，女子可见痛经、经闭之疾；兼细脉可见腰膝酸软、小便淋漓不尽。

右手三部主病

右寸脉沉，常因肺气不宣、停痰蓄饮所致，可见咳喘、上气；兼紧脉、滑脉多为寒邪郁闭所致，可见咳喘痰稀、鼻塞流涕之疾；兼细脉是肺津不足，可见干咳少痰，甚则骨蒸盗汗。右关脉沉，常因脾胃虚寒所致，可见中满虚胀、纳呆脘闷之疾。右尺脉沉，常因命火不足所致，可见腰酸冷痛，或五更晨泻之疾。

伏脉：着骨乃得

伏者，潜藏伏匿之意。诊此脉时需用的指力是“15 菽”，也就是按至骨的力度。如果在一般诊脉过程中按至骨仍然诊不到脉，或者非常模糊，只有用更大的力才能感觉到，那么这种脉象就是伏脉。伏脉代表了内实，即热深与痰闭；又代表了内虚，即阳气不升，阴气内闭。

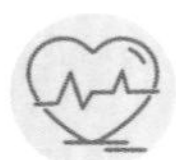

脉象特征

脉动甚深，
至骨方得。

伏脉脉位沉至筋骨，轻按和中取时指下无脉体搏动感，沉取至筋骨时，指下才能明显感觉脉体搏动。

脉象形成的原理

- **邪郁于里：** 邪气郁于里，阻遏气血，气血不得外达以鼓动脉道，使脉道沉伏不显或至骨。
- **邪热结聚：** 久病不愈，阳气虚衰，无力推动气血外达以鼓动脉道，导致脉搏弱至深处。

伏脉脉象图

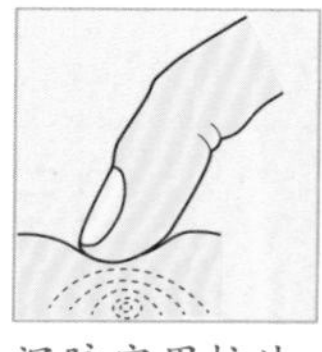

沉脉宜用按法重按。

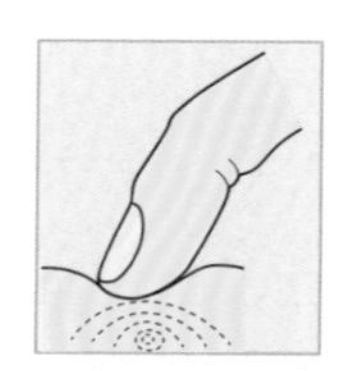

伏脉需重按着骨，指力重于沉脉。

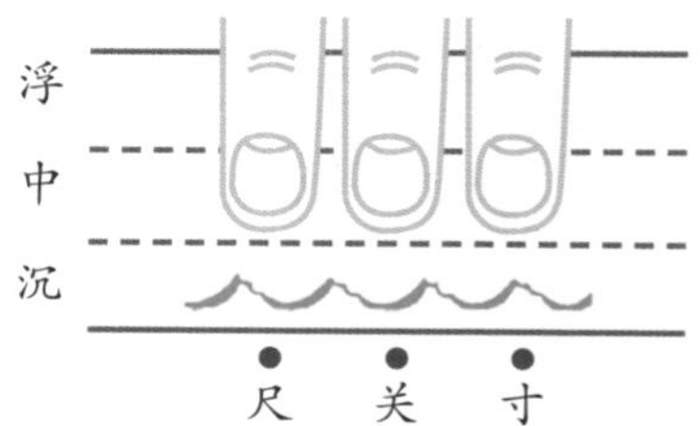

着骨乃得，主邪气内伏。

体状诗

扫一扫听讲解

伏脉推筋着骨寻，指间裁动隐然深。
伤寒欲汗阳将解，厥逆脐疼证属阴。

主病诗

扫一扫听讲解

伏为霍乱吐频频，腹痛多缘宿食停。
蓄饮老痰成积聚，散寒温里莫因循。

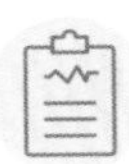

伏脉对应的健康问题

伏脉一般对应实邪内伏、气血阻滞。

常见于邪闭、厥证和痛极的患者。值得注意的是，因妊娠致停经、恶阻吐逆、营卫不畅而见伏脉者，不作病论。

伏脉常见病症应用举例

- **阳绝心衰：**由身体长期心阳不足所致。症见心悸、气喘、咯血、水肿、虚损、昏厥、喘促。调理宜在医生指导下服参附汤或真武汤。
- **脑卒中：**因长期的阴阳失调、气血逆乱所致。症见一侧脸部、手臂或腿部突然感到无力，甚则猝然昏倒，不省人事，出现脱证，伴有腰酸、耳鸣。中风闭证应在医生指导下服三生饮；脱证宜在医生指导下服参附汤和生脉散；中风后遗症宜在医生指导下服补阳还五汤。
- **水气痰食：**症见胸脘饱闷、腹胀疼痛、心下坚满、小便不利、大便秘结，以及自汗、消渴、浮肿等。调理宜在医生指导下用五积散。

寸口三部伏脉脉理说明图

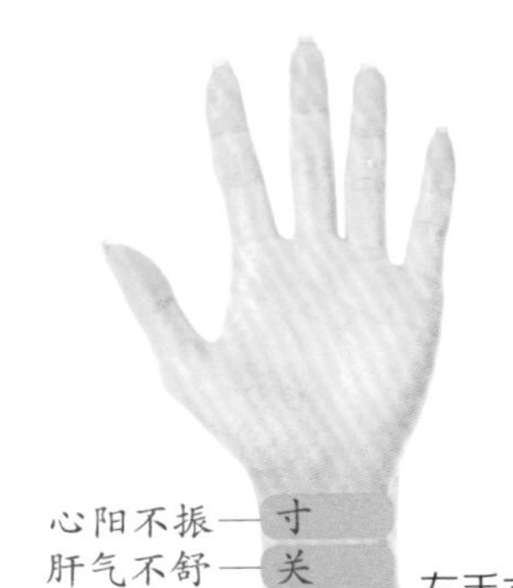

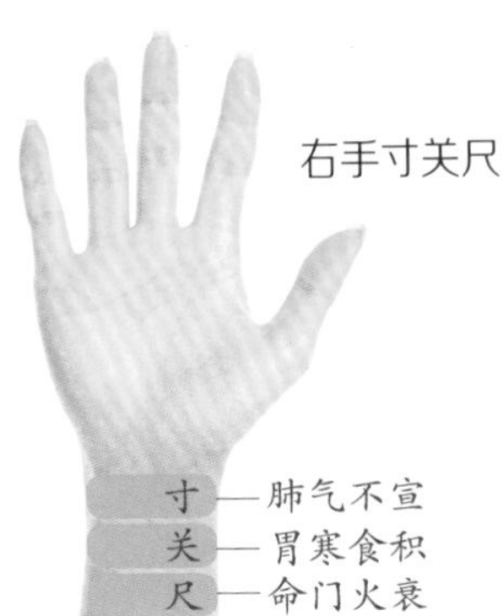

乘脉主病

伏脉与数脉相乘为热厥，是火邪内郁；伏脉与迟脉相乘为寒脉，是阴盛于里；伏脉与弦脉相乘多痉证。

左手三部主病

左寸脉伏，常因心阳不振所致，可见心慌气短、恍惚不安之疾。左关脉伏，常因肝气不舒、寒邪郁闭所致，可见胁肋胀痛或腰间窜痛之疾。左尺脉伏，常因肾精不足、寒气凝聚所致，可见疝瘕腹痛之疾。

右手三部主病

右寸脉伏，常因寒痰壅闭、肺气不宣所致，可见咳喘胸闷、气促痰鸣之疾。右关脉伏，常因胃寒食积所致，可见脘腹剧痛、呕吐频作、胸闷不舒之疾。右尺脉伏，常因命门火衰、寒凝湿滞所致，可见小腹疼痛、泻痢清谷之疾。

牢脉：坚着不移

牢，有深居于内，坚固牢实之意。牢脉又称“沉弦实脉”，位居于里，在皮下深部，靠近筋骨之处。轻按和中取时，指下无脉体搏动感；沉取甚者重按至筋骨时，指下才明显感觉脉管搏动，且脉体宽大而长。

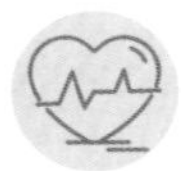

脉象特征

脉位沉长，
实大而弦，
沉取始得。

牢脉轻取、中取均不应，沉取始得，但搏动有力，势大形长。

脉象形成的原理

· **阴寒内实：** 寒主收引凝滞，阴寒内盛时，阳气难以升发，沉潜于下，闭结且坚牢不移，以致脉来沉实有力，势大形长。

牢脉脉象图

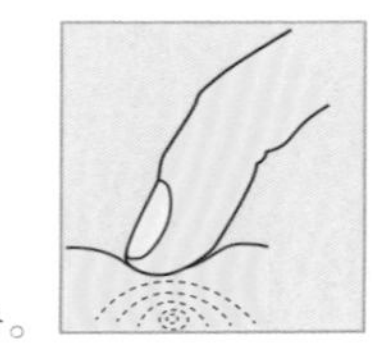

牢脉宜重按。

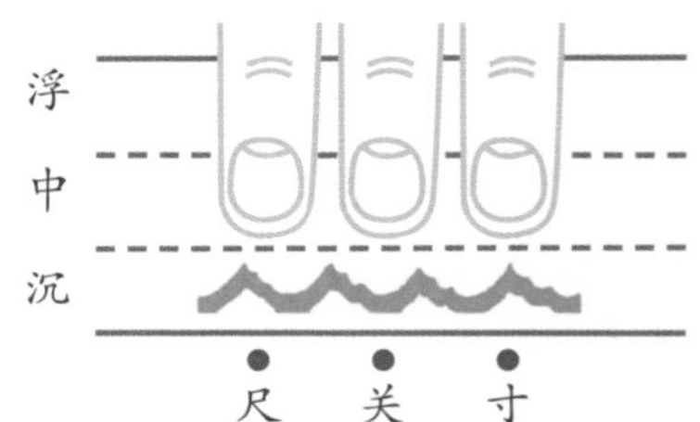

坚着不移，主实寒里证。

体状诗

扫一扫
听讲解

弦长实大脉牢坚，牢位常居沉伏间。
革脉芤弦自浮起，革虚牢实要详看。

主病诗

扫一扫
听讲解

寒则牢坚里有余，腹心寒痛木乘脾。
疝㿗癥瘕何愁也，失血阴虚却忌之。

牢脉对应的健康问题

牢脉所主之病，大多是阴寒里实的坚积之症。

牢脉多主疝、癥、瘕一类的积聚病。《金匮要略》记载："积者，脏病也，终不移；聚者，腑病也，发作有时，辗转痛移，为可治。"

牢脉常见病症应用举例

- **动脉硬化：**多由血脂异常、高血压、糖尿病等使血管失去弹性所致。早期无症状，中期会出现心悸、胸痛、胸闷、头痛、头晕、四肢发麻、失眠多梦等症状。调理宜在医生指导下，选用化痰祛瘀、解毒通络、益肾活血的中药。
- **痞块：**由情志不舒、饮食不节导致肝气郁结，或因气淤、血淤导致脾失健运、食滞痰阻而引起。症见腹内结块，伴有胀痛等。调理宜在医生指导下，选用海藻、昆布、三棱、莪术等中药软坚散结、化痰通络；或按揉太冲穴以平肝熄风、清热利湿、通络止痛等。

寸口三部牢脉脉理说明图

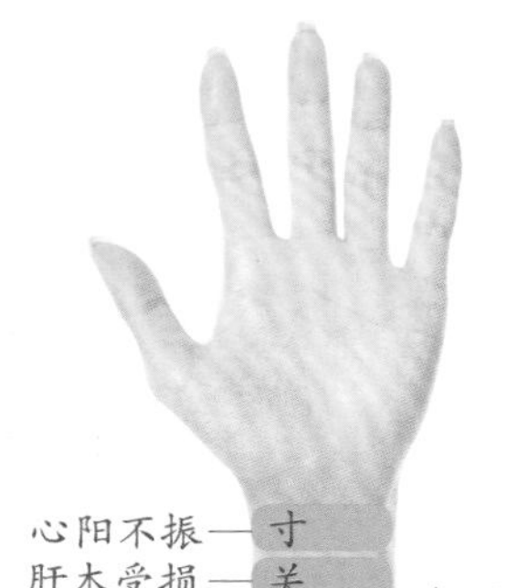

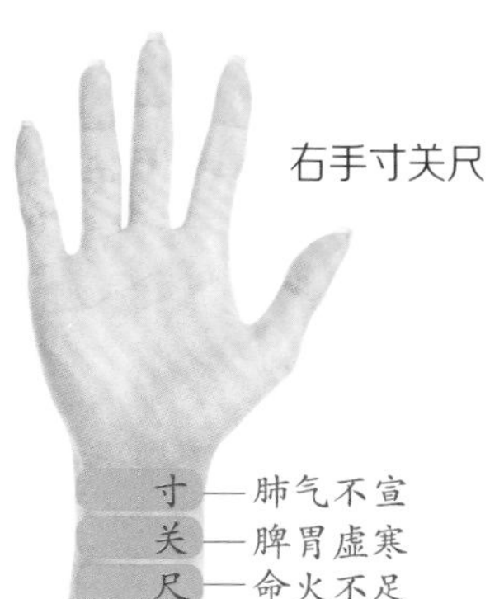

乘脉主病

牢脉与迟脉相乘为痼冷；牢脉与数脉相乘为积热。

左手三部主病

左寸脉牢，常因心阳不振所致，可见心烦、不寐、绕脐作痛之伏梁病。左关脉牢，常因肝木受损所致，可见左胁下块痛，状如覆杯，甚发咳逆之肝积证。左尺脉牢，常因肾经受邪所致，可见少腹气痛，上冲咽胸，甚发心悸、目眩、胸闷气急之奔豚证。

右手三部主病

右寸脉牢，常因肺气不宣所致，可见气促、咳逆、胸痛、吐血之息贲病。右关脉牢，常因脾胃虚寒所致，可见胃脘疼痛、泛酸呕逆之疾。右尺脉牢，常因命火不足所致，可见少腹疼痛、癥积固定、瘕积聚散无常之疾。

弱脉：弱如老翁

弱脉是具有复合因素的脉象，包括三个特征：一是脉形“细”，二是脉体“软”，三是脉位“沉”。在诊脉的时候要精确把握这个“弱”的感觉，即使用力仔细寻找，仍感觉脉搏好像就要从手指底下消失了一样。

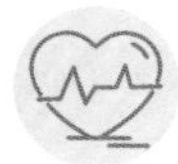

脉象特征

弱极软而沉细，弱如老翁，
沉取方得，细而无力。

弱脉位居于里，在皮下深部，靠近筋骨之处。轻按和中取时，指下无脉体搏动感；沉取时应指，脉体极为柔软而细，搏动无力。

脉象形成的原理

- **阴血亏虚：** 阴血亏虚，不能充盈脉道，故脉道缩窄而细。脉道不充，鼓荡无力，故脉极软而沉细。
- **阳气虚衰：** 阳气虚衰，无力推运血行，气虚无力，不能外鼓，使得脉沉而细软，搏动无力。

弱脉脉象图

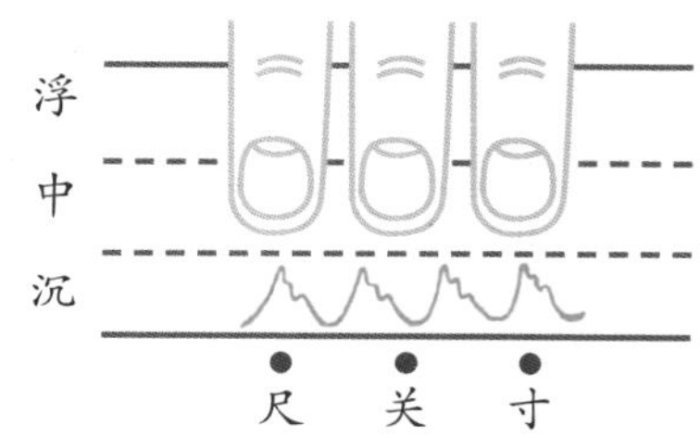

弱如老翁，主气血不足。

体状诗

扫一扫
听讲解

弱来无力按之柔，柔细而沉不见浮。
阳陷入阴精血弱，白头犹可少年愁。

主病诗

扫一扫
听讲解

弱脉阴虚阳气衰，恶寒发热骨筋痿。
多惊多汗精神减，益气调营急早医。

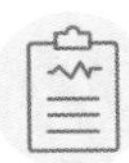

弱脉对应的健康问题

弱脉主阳气虚衰或气血俱衰。

弱脉属阴，为气血俱衰所致，故主气血亏损、元气虚耗、阳气衰微。面色苍白、语声低微、遗精虚寒、筋骨痿软、惊恐自汗、阳痿、崩漏等症，皆可见弱脉。

弱脉常见病症应用举例

· **精血不足**：多由阴虚阳衰、精血亏虚所致。症见骨肉酸软、畏寒肢冷、虚喘久嗽、眩晕耳鸣、腰膝酸软、虚弱无力等。调理宜在医生指导下，用枸杞子、肉苁蓉、巴戟天、锁阳、山萸肉、菟丝子、熟地黄等填精补血，以益其损。

· **脾胃虚寒**：常因吃过多生冷、油腻、不消化的食物，使脾胃功能变差或长期忧思少食所致。症见胃痛、纳少、呕吐、便溏、腹痛、积食等。调理可在医生指导下，选用四君子汤或良附丸、理中丸、附子理中丸等。

寸口三部弱脉脉理说明图

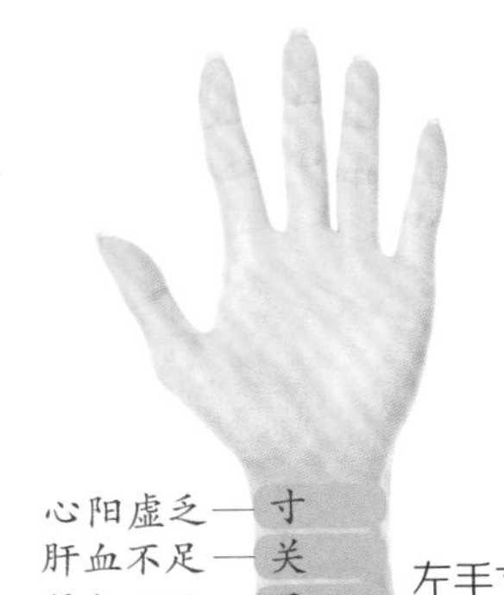

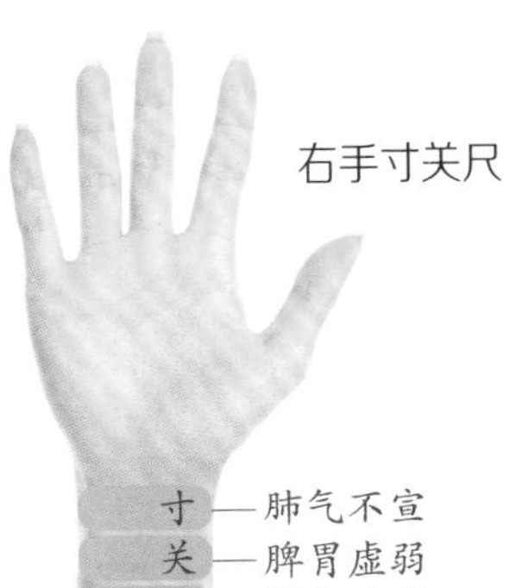

弱脉主病

弱而涩为血虚；弱而细为阳虚；弱而数为遗精、崩漏；弱而弦细为血虚筋痿；弱而软为自汗。

左手三部主病

左寸脉弱，常因心阳虚乏所致，可见心悸、乏力、气短、自汗，甚发形寒肢冷之疾。左关脉弱，常因肝血不足、筋失濡养所致，可见肢麻痿软、筋急挛缩之疾。左尺脉弱，常因肾气不足、膀胱不固所致，可见腰背酸软、耳鸣失聪，或尿频之疾。

右手三部主病

右寸脉弱，常因肺气不宣所致，可见咳喘无力、气虚懒言、畏寒自汗之疾。右关脉弱，常因脾胃虚弱、脾失健运所致，可见纳呆不食、腹胀便溏之疾。右尺脉弱，常因肾阳虚衰所致，可见阳痿、滑精、精冷、早泄之疾。

迟类脉

迟类脉包括迟脉、缓脉、涩脉、结脉四种脉象，其共同特点是脉象迟缓，一息不足四至。迟脉主寒证、邪热结聚；缓脉主湿证、脾胃虚弱；涩脉主气滞血淤、精伤血少、痰食内停；结脉主阴盛气结、寒痰血淤等证。

迟脉：老牛负重

迟脉，顾名思义就是跳动缓慢，对于迟脉的判定比较简单，一息不足四至，即每分钟搏动低于 60 次的，可视为迟脉。

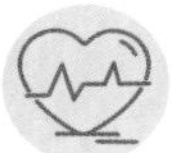

脉象特征

脉来缓慢，
一息不足四至，
如老牛负重。

迟脉三部有脉，中取明显，指下脉来缓慢，一息不足四至。

脉象形成的原理

- **寒邪凝滞：**阳气失于宣通，或阳气虚弱，失于温煦，都会导致气血运行不畅，脉来迟缓。
- **邪热结聚：**邪热结聚耗伤阴液，血液稠浊，使血液运行受阻，出现迟而有力的脉象。

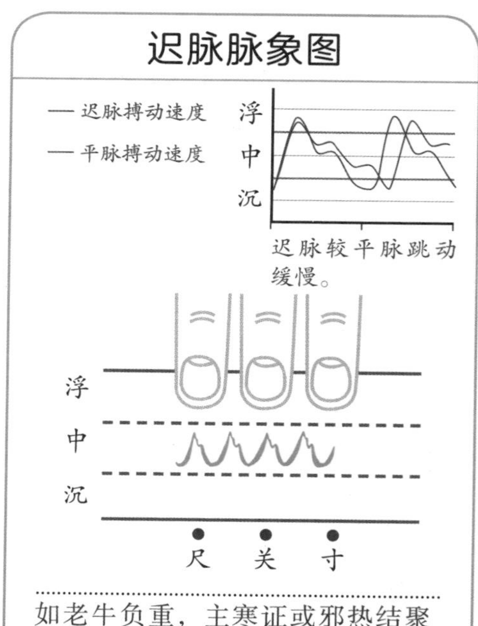

如老牛负重，主寒证或邪热结聚的里实证。

体状诗　扫一扫听讲解

迟来一息至惟三，阳不胜阴气血寒。
但把浮沉分表里，消阴须益火之原。

主病诗　扫一扫听讲解

迟司脏病或多痰，沉痼癥瘕仔细看。
有力而迟为冷痛，迟而无力定虚寒。

迟脉对应的健康问题

迟而有力为冷积，
迟而无力为阳虚。

迟脉多见于寒证，常见疾病有窦性心动过缓、房室传导阻滞、黄疸、呕吐、神经官能症、疼痛等。应谨慎辨别后再进行调理，同时应结合西医的检查方法确认具体情况。

迟脉常见病症应用举例

· **肺寒咳嗽：** 由寒邪客肺，阳气不得宣泄，使寒伤肺气、阴寒内盛所致。症见咳嗽声大、重浊、有清白色痰，伴有喘息、怕冷、四肢发凉等。可根据实际情况，在医生指导下，选择款冬花、半夏、陈皮、百部、苏子、桔梗等进行调理。

· **肾阳虚寒：** 由长期缺乏运动、工作压力大、生活在寒冷环境中导致肾阳气亏损而引起。症见腰背酸痛，双腿沉重，小便不利，大便不成形、不规律，性功能减弱等。宜在医生指导下，选用鹿茸、枸杞子、肉桂、桑葚等中药搭配牛羊肉等制成药膳加以调养。

寸口三部迟脉脉理说明图

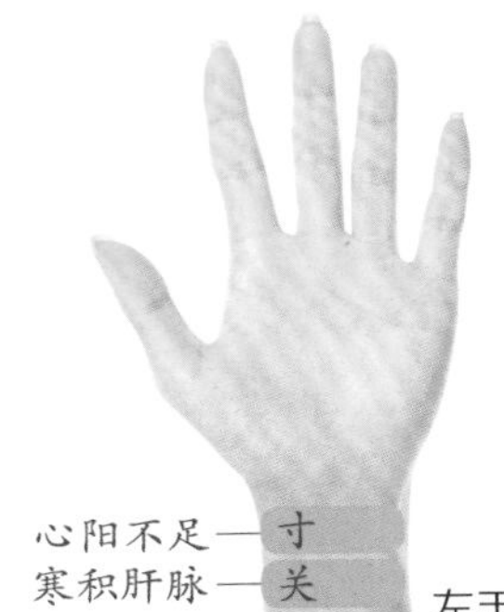

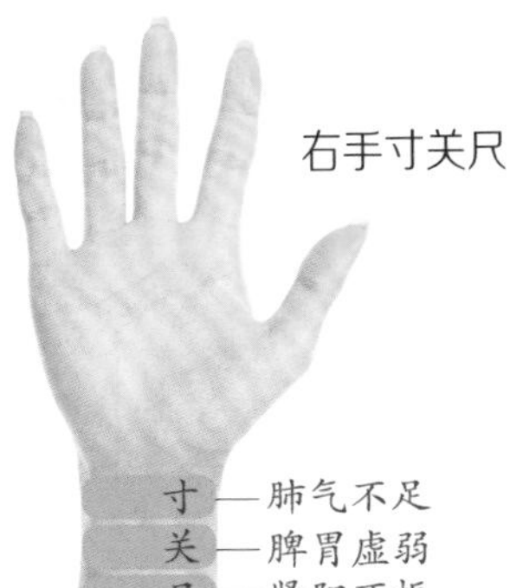

兼脉主病

迟脉与浮脉相兼为表寒证；迟脉与沉脉相兼为里寒证；迟脉与涩脉相兼主血虚；迟脉与细脉相兼主阳衰；迟脉与弦脉相兼为饮积。

左手三部主病

左寸脉迟，常因心阳不足，寒湿之邪结于胸膈所致，可见胸闷不畅或胸痛之疾。左关脉迟，常因寒积肝脉，营虚不达四肢、两胁所致，可见胁下疼痛，以及四肢手足拘挛之症。左尺脉迟，常因肾气虚弱，不能温化水液所致，可见尿频、遗尿、少腹冷痛之疾。

右手三部主病

右寸脉迟，常因肺气不足、寒痰阻滞所致，可见咳嗽、气喘、胸闷之疾。右关脉迟，常因脾胃虚弱、运化失常所致，可见纳呆、腹胀、便溏，以及泛吐清水、口淡不渴、四肢不温之疾。右尺脉迟，常因肾阳不振、命门火衰所致，可见少腹冷痛、腰膝酸冷无力、五更晨泻之疾。

缓脉：微风拂柳

缓脉的脉象来去稍快于迟脉，一次呼吸之间脉搏跳达 4 次，犹如触及在织布机上没有拉紧的经线一样，应指柔和舒缓，往来节律均匀，像微风轻拂柳梢。

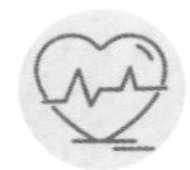

脉象特征

脉势纵缓，
缓怠无力。

缓脉三部有脉，中取明显，有两种情况：一是平缓脉，指下脉来平缓，一息四至，可见于正常人，是脉有胃气的一种表现；二是脉势纵缓，缓怠无力。

脉象形成的原理

- **脾胃虚弱：**若脾胃虚弱，气血生化不足，血脉失充，则血行缓怠，鼓动无力。
- **湿邪困阻：**湿邪困阻，阳气被遏，无以推动气血，则脉来必见怠慢不振，脉道弛缓，有似困缚之象。

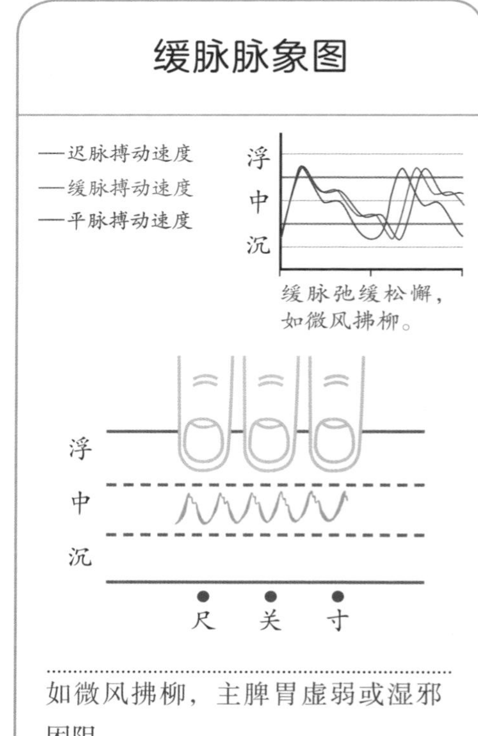

如微风拂柳，主脾胃虚弱或湿邪困阻。

体状诗 扫一扫听讲解

缓脉阿阿四至通，柳梢袅袅飐轻风。
欲从脉里求神气，只在从容和缓中。

主病诗 扫一扫听讲解

缓脉营衰卫有余，或风或湿或脾虚。
上为项强下痿痹，分别浮沉大小区。

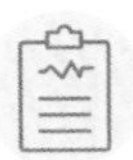

缓脉对应的健康问题

病在上，见缓脉，可见颈项强直；病在下，见缓脉，可见肢体痿软。

缓脉多由脾虚或湿邪困阻所致。诊察缓脉时，还应结合脉象的浮、沉、大、小，以进一步辨清病症的表、里、虚、实。

缓脉常见病症应用举例

· **实热痈疡：** 因过食辛辣、温燥、厚腻之品使体内积滞郁热所致。症见烦热口臭、腹满、痈疡等。宜在医生指导下，选用黄芩、黄连、黄柏、栀子、金银花、蒲公英、紫花地丁、连翘等进行调理。

· **湿阻太阴：** 因外感湿邪或湿邪内生，阻碍脾经，使脾失去升清之力所致。症见暑热内袭之头身困重、纳呆少食、脘闷腹胀、腹痛吐利或大便不爽。宜在医生指导下，选用白扁豆、藿香、佩兰、砂仁、草果、白豆蔻等进行调理。

寸口三部缓脉脉理说明图

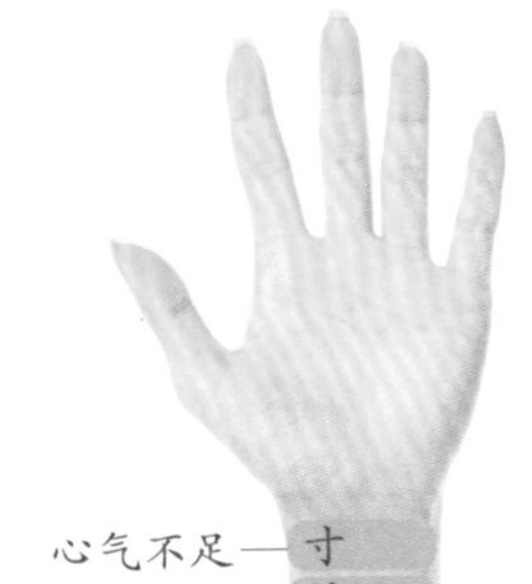

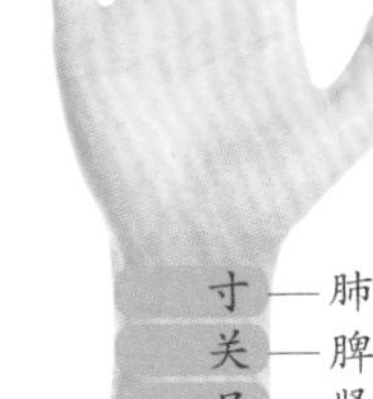

乘脉主病

缓脉与浮脉相乘为卫伤；缓脉与沉脉相乘为营弱；缓脉与细脉相乘为湿痹；缓脉与滑脉相乘为热中；缓脉与涩脉相乘为血虚。

左手三部主病

左寸脉缓，常因心气不足所致，可见心慌气短，也可能是因风邪外袭所致，可见项背筋脉拘急之症。左关脉缓，常因肝血不足所致，可见头晕，妇人多见月经涩少或经闭之疾。左尺脉缓，常因肾气虚弱所致，可见腰困、小便频而清，以及疲乏无力之疾。

右手三部主病

右寸脉缓，常因肺气不足，不能施布津液所致，可见肢体皮肤麻木不仁、背酸不适之疾。右关脉缓，常因脾气虚弱所致，可见胀满便秘、纳呆身重之疾。右尺脉缓，常因肾阳不足所致，可见肠鸣腹泻、下肢浮肿之疾。

涩脉：轻刀刮竹

涩脉的脉象细而迟缓，往来艰难，脉体短而散漫，脉律与脉力不匀，应指如轻刀刮竹。气滞、血淤、痰浊、饮食过度等实证均会导致涩脉，气血亏虚也会导致涩脉。

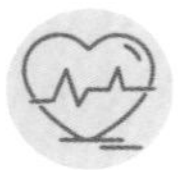

脉象特征

形细而行迟，
往来艰涩不畅，
脉律与脉力不匀。

脉形较细，脉势滞涩不畅，如“轻刀刮竹”；至数较缓而不匀，脉力大小亦不均匀，呈三五不调之状。

脉象形成的原理

- **血亏精少：**血亏精少，营卫耗伤，血亏不能充盈濡养脉道，气虚无力推动血行，致脉往来艰涩，极不流利。
- **痰食胶固或气滞血淤：**痰食胶固或气滞血淤等导致气血功能紊乱，气血阻滞于脉道之内就会出现涩脉。

涩脉脉象图

手感如“轻刀刮竹”，往来艰涩。

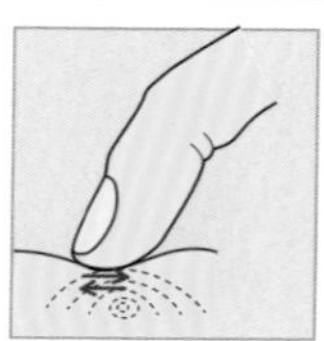

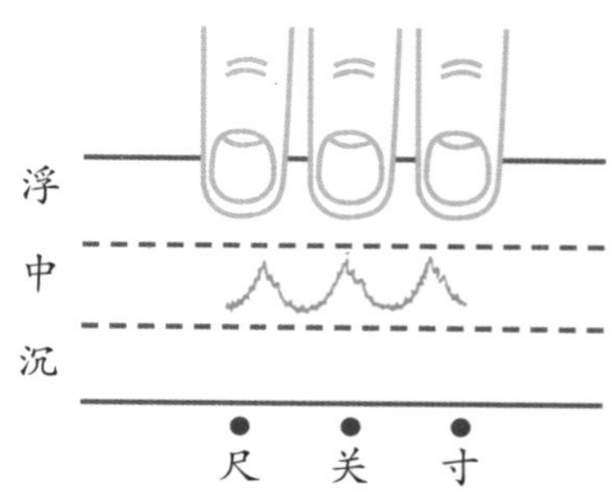

如轻刀刮竹，主伤精血少、痰食内停、气滞血淤等证。

体状诗

扫一扫听讲解

细迟短涩往来难，散止依稀应指间。
如雨沾沙容易散，病蚕食叶慢而艰。

主病诗

扫一扫听讲解

涩缘血少或伤精，反胃亡阳汗雨淋。
寒湿入营为血痹，女人非孕即无经。

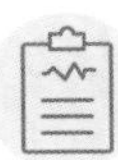

涩脉对应的健康问题

涩而有力为实证，
涩而无力为虚证。

涩脉有虚实之分。虚者多因气血亏虚，营血运行艰难，导致脉行不畅、涩迟无力，常见的疾病有心脏病、男子伤精、女子半产失血等；实者多因气、食、痰邪阻滞脉道，气血运行不畅而使脉涩有力，常见的疾病有癥瘕、痞积等。

涩脉常见病症应用举例

· **冠心病：** 常因寒邪、痰结、血淤、食滞等，使心阳不足、血行淤阻所致。症见胸痛、心悸，剧烈运动和重体力劳作后出现心绞痛等。宜在医生指导下，用养心扶阳、活络化瘀、宽胸理气的方式进行调理。

· **风湿痹痛：** 大多由卫外空虚，风乘虚而入，阻碍血脉的运行所致。症见痹痛、麻木、拘挛等。可在医生指导下，在祛风、除湿、通络的同时，重用活血之品进行调理。

寸口三部涩脉脉理说明图

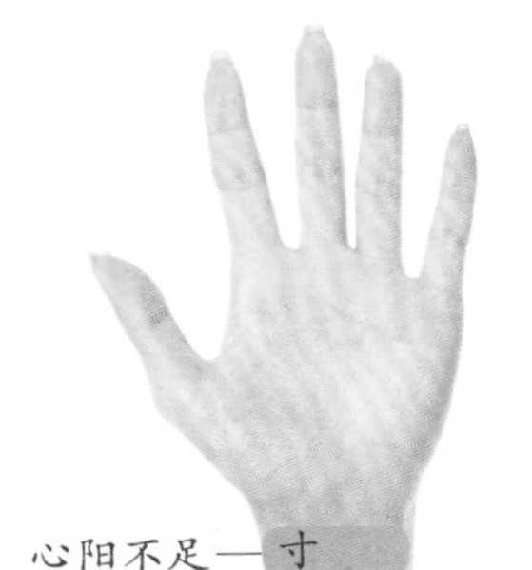

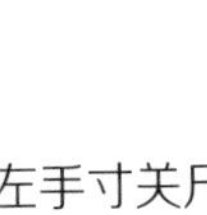

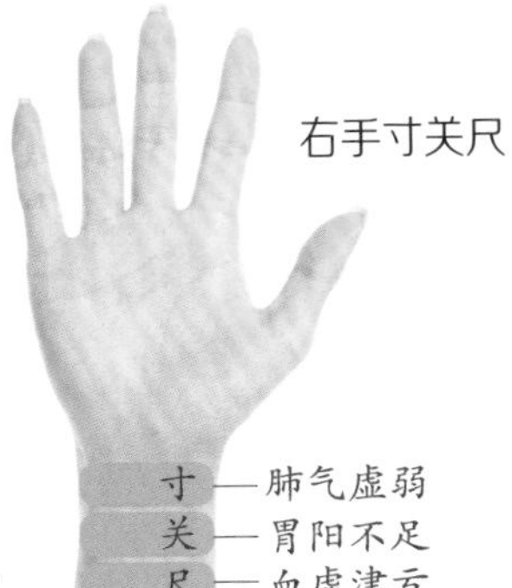

乘脉主病

涩脉与弦脉相乘为郁滞；涩脉与结脉相乘为血凝；涩脉与弱脉相乘为气衰；涩脉与微脉相乘为血虚；涩脉与细脉相乘为津涸；涩脉与沉脉相乘为阴衰；涩脉与浮脉相乘为表虚。

左手三部主病

左寸脉涩，常因心阳不足、寒阻心脉所致，可见胸闷、心痛以及心悸、怔忡之疾。左关脉涩，常由肝血不足、筋脉失养所致，可见胁痛、周身疼痛之疾。左尺脉涩，常因肾精亏损、阴液不足所致，可见腰酸膝软、健忘失眠、头晕耳鸣，妇人可见血虚经闭或月经涩少之疾。

右手三部主病

右寸脉涩，常因肺气虚弱、宣降失职所致，可见咳嗽气短、倦怠懒言、声音低怯之疾。右关脉涩，常因胃阳不足、寒凝血滞所致，可见胃脘刺痛，痛有定处。右尺脉涩，常因血虚津亏、肠失滋养所致，可见肠燥便难。若妇人妊娠，血虚不足以养胎，常有堕胎之虞。

结脉：时而一止

结者，滞也，是形容脉搏的搏动偶有停歇、阻碍之势。脉搏在迟缓之中时而一止的状态，是缓慢性心律失常的复合脉。

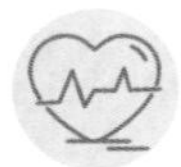

脉象特征

脉来缓慢，
时有中止，
止无定数。

结脉脉位居中，指下感觉脉来缓慢，一息不足四至（每分钟60次以下），间有不规则歇止。

脉象形成的原理

- **积滞不散：** 痰食饮邪积滞不散，阻碍血行，以致心阳涩滞，脉来迟缓中止。
- **气血渐衰：** 气血渐衰，精力不继，心阳不振，气亏则血流不畅，以致迟缓中止。

结脉脉象图

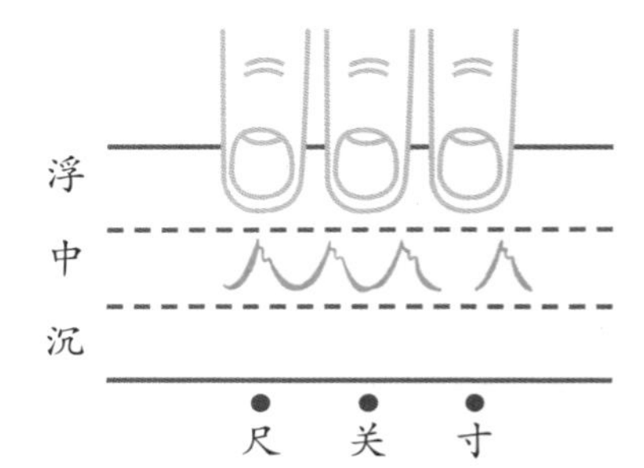

时而一止，主阴盛气结。

体状诗

扫一扫 听讲解

结脉缓而时一止，独阴偏盛欲亡阳。
浮为气滞沉为积，汗下分明在主张。

主病诗

扫一扫 听讲解

结脉皆因气血凝，老痰结滞苦沉吟。
内生积聚外痈肿，疝瘕为殃病属阴。

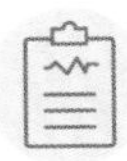

结脉对应的健康问题

结而有力多为气血凝滞，结而无力多为元气衰弱。

结脉为阴盛之脉，气血凝滞、老痰内结、宿食停积、癥瘕积聚、疝痛气块、七情气郁者，多见结而有力；若元气衰弱、久病虚损、精力不济者，多见结而无力。

结脉常见病症应用举例

· **独阴偏盛：** 多由元气衰弱、阴邪偏盛、中气虚寒、脾失健运所致。症见脘腹冷痛、手足不温、不思饮食，或恶心呕吐、吞酸吐涎，或腹痛下利、口淡不渴等。可在医生指导下，选用理中丸、附子理中丸、丁蔻理中丸等中成药进行调理。

· **郁怒气滞：** 因饮食邪气或七情郁结而致；亦可因体弱、气虚不运而引起。症见某一经络或局部的胀满、疼痛。宜采用行气疏滞的方式进行缓解。可在医生指导下，选用香苏散、四磨汤、木香调气饮、逍遥散等中成药进行调理。

寸口三部结脉脉理说明图

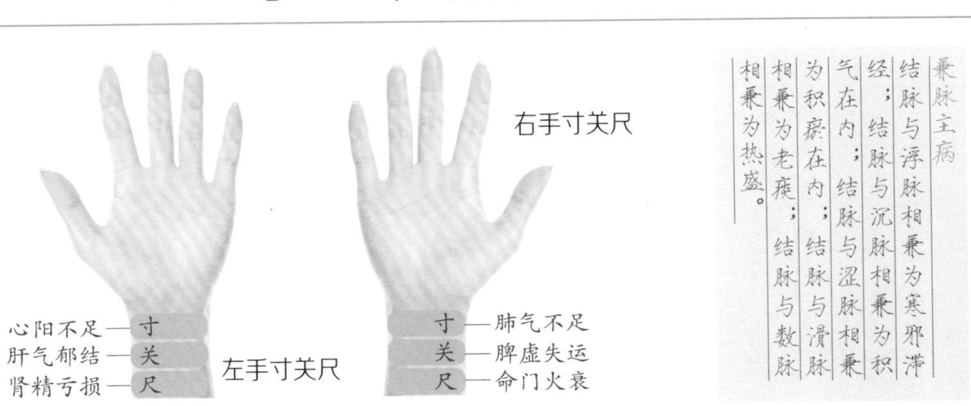

左手三部主病

左寸脉结，常因心阳不足、寒痰淤阻所致，可见心悸、气短、胸闷疼痛之疾。左关脉结，常因肝气郁结、气滞血淤所致，可见胁肋刺痛、胸闷善太息之疾。左尺脉结，常因肾精亏损、筋骨失养所致，可见腰膝酸软、下肢痿弱之疾。

右手三部主病

右寸脉结，常因肺气不足、痰饮壅结所致，可见咳喘胸满、气逆痰鸣之疾。右关脉结，常因脾虚失运、食滞脘腹所致，可见纳呆嗳腐、脘腹满痛之疾。右尺脉结，常因命门火衰、阴寒内积所致，可见阳痿精冷、妇人宫寒不孕之疾。

数类脉

数类脉包括数脉、疾脉、促脉、动脉四种脉象，其共同特点是脉象急促，一息五至以上。数脉主热证，亦主里证、虚证；疾脉主急性热病；促脉主阳盛实热、邪实阻滞；动脉主惊恐、疼痛。

数脉：疾马奔腾

数脉，就是脉搏跳动比较迅速的意思。对于数脉的判定也非常简单，只要脉搏每分钟跳动 90 次以上，都属于数脉。

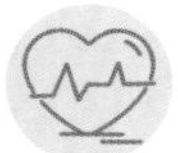

脉象特征

脉来急促，
一息五六至。

数脉三部有脉，中取明显，指下脉来频数，一息五至以上（每分钟 90 次以上）。

脉象形成的原理

- **邪热亢盛：** 邪热亢盛，灼伤阴液，阳不附阴，阳气亢奋，鼓荡气血，气血运行加速，故致脉数。
- **久病阴虚：** 久病阴虚，不能制阳，阳相对亢盛，虚热内生，使气血运行加快，数脉乃生。

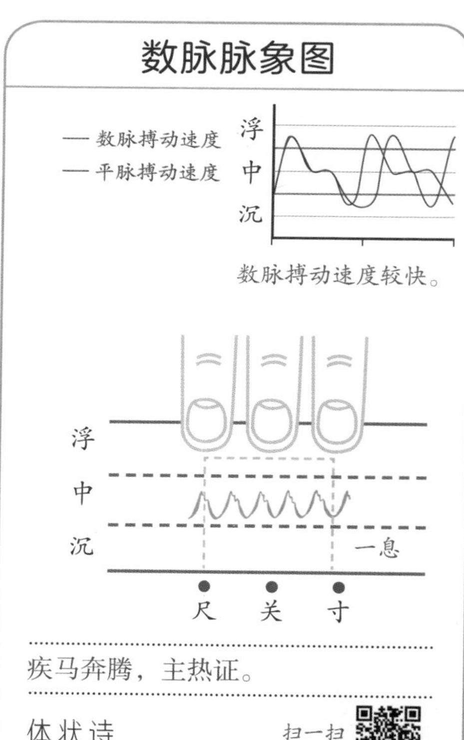

体状诗

扫一扫听讲解

数脉息间常六至，阴微阳盛必狂烦。
浮沉表里分虚实，惟有儿童作吉看。

主病诗

扫一扫听讲解

数脉为阳热可知，只将君相火来医。
实宜凉泻虚温补，肺病秋深却畏之。

数脉对应的健康问题

数而有力为实热，
数而无力为虚热。

数脉主阳热之证，但也有外感和内伤之别，而热证又有虚实之分。症状有发热、恶寒、头痛、目赤、口舌生疮、咽喉肿痛、心烦口渴等。可根据实际情况，用清热泻火、滋阴降火等方式进行调理。

数脉常见病症应用举例

· **外感邪热：**热病初期多见数脉。症见体温升高、恶寒、面赤、烦躁、舌红，伴有口干烦渴、尿少、便秘等。可在医生指导下，选用银翘散、桑菊饮等中成药。

需要注意的是，如果患者出现高热症状，应该立即前往正规医疗机构就诊。

· **胃热消谷：**胃中有热，食物腐熟过度，使津液消耗以致易饥。症见胃口好、容易饥饿、经常口渴等。另外，部分患者还会出现口舌生疮、牙龈肿痛、目赤耳鸣以及便秘等内火过旺的症状。可在医生指导下，选用玉女煎、牛黄清胃丸、清胃黄连丸等中成药。

寸口三部数脉脉理说明图

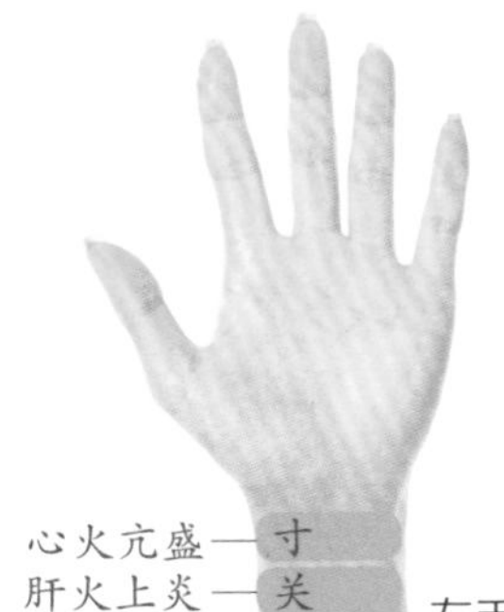

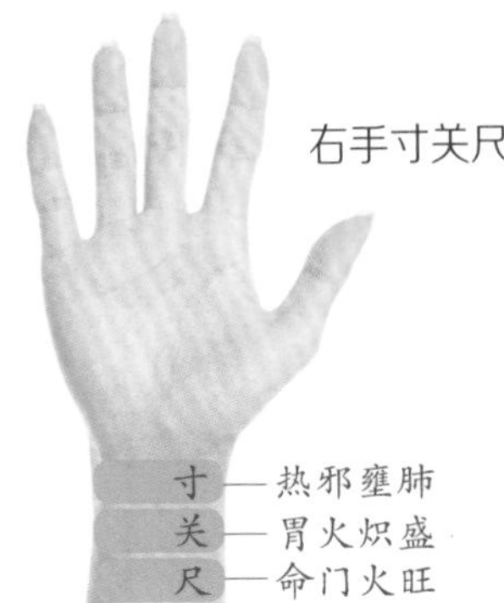

兼脉主病

数脉与洪脉相兼为实热，或生疮疡；数脉与细脉相兼为阴虚内热；数脉与弦脉相兼为肝火亢盛；数脉与滑脉相兼为痰火实热。

左手三部主病

左寸脉数，常因心火亢盛所致，可见面赤口渴、口舌生疮以及咽喉肿痛之疾。左关脉数，常因肝火上炎所致，可见目赤头眩、清窍不利以及善怒烦躁之疾。左尺脉数，常因肾阴不足所致，多见五心烦热、颧红盗汗之疾。

右手三部主病

右寸脉数，常因热邪壅肺所致，可见咳喘气逆、痰黄黏稠，或咳吐脓血臭痰的肺痈之疾。右关脉数，常因胃火炽盛所致，可见龈肿齿痛、嘈杂吞酸、渴饮思冷之疾。右尺脉数，常因命门火旺所致，多见小便淋漓不畅、尿少涩痛；热扰精室则多见遗精。

疾脉：脉来急疾

疾脉，顾名思义，指脉搏跳动非常迅速，快到极致的情况。一般来说一息有七八至，即每分钟脉搏跳动达 130~140 次。

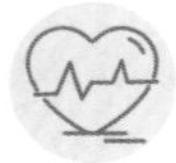

脉象特征

脉象极快、细小、软弱。

疾脉以极快、细小和软弱为特点，指下脉象的搏动可能细软无力，也可能十分强而有力，两次搏动之间的时间很短。

脉象形成的原理

- **实热炽盛：**当体内实热炽盛时，邪热亢盛、正气不虚，正邪相争，因此脉象急疾。
- **阴液枯竭：**如果是阴液枯竭的虚证，阳气无阴液可以依附而外脱，也会使得脉象疾而无力。

疾脉脉象图

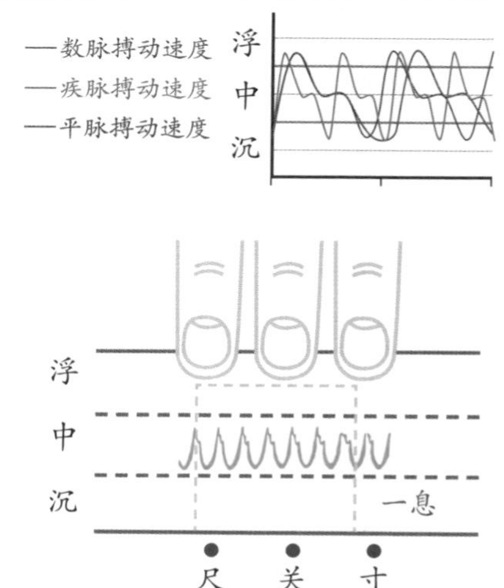

脉来急疾，主急性热病或元气将脱。

体状诗

扫一扫听讲解

疾为急疾，数之至极。
七到八至，脉流薄疾。

主病诗

扫一扫听讲解

疾为阳极，阴气欲竭。
脉号离经，虚魂将绝。
渐进渐疾，且多殒灭。

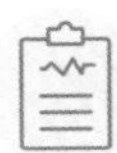

疾脉对应的健康问题

疾而有力，多为阳亢无制。脉疾而弱，多为虚阳外越。

疾脉多见于热病后期，阳热极盛，阴气欲竭。热来主伤元气，壮火食气，热病后期，其气必虚，疾脉的脉率越快，脉位越浮，则病情越重，预后越差。怀孕的女性在临产时也会出现疾脉，此时应立刻前往医院，避免出现意外。

疾脉常见病症应用举例

- **温病热盛：**多由感受温邪、热邪所致。症见发热、热象偏盛，易化燥伤阴，伴有心烦、口渴、尿黄赤等症。宜在医生指导下，选用芦根、生地黄、石斛等进行调理。
- **痨瘵：**由禀赋不足、病后失调、营养不足等所致。症见咳嗽、咯血、胸痛、身体逐渐消瘦等。宜在医生指导下，选用沙参、熟地黄、三七、黄精等进行调理。

值得注意的是，如果出现上述症状，建议前往正规医疗机构进行检查，确定疾病后再进行调理。

如果是肺结核等传染性疾病，应严格遵医嘱治疗，同时应该严格做好防范措施，防止传染给他人。

寸口三部疾脉脉理说明图

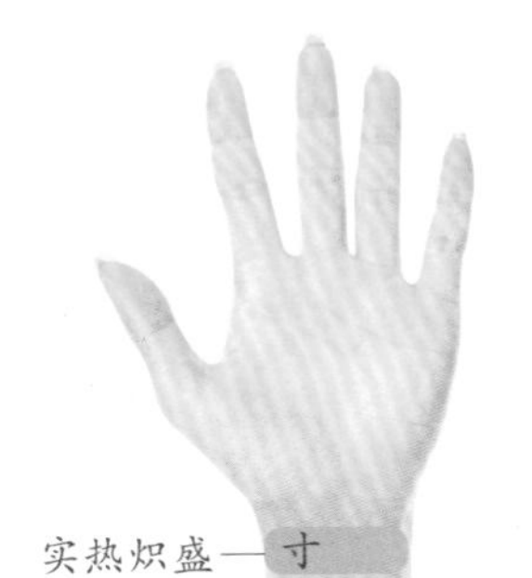

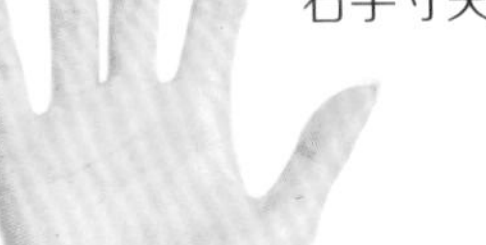

兼脉主病

疾脉与洪脉相兼为烦满；

疾脉与沉脉相兼为腹痛。

疾脉主病

疾脉是阳极热盛的表现，心动过速及新陈代谢增强者可出现疾脉。心阳欲脱如心力衰竭者亦可见疾脉出现。若疾而有力，按之愈坚，为阳亢无制之候，多于外感热病之热极时；若脉疾而弱，多为虚阳外越、元阳欲脱或衰竭及休克。孕妇临产时亦可见此脉象。

促脉：时有中止

促，是形容短与速。促为阳邪内陷之象。促脉的脉象为往来急数，时有停止，随即又恢复跳动，就像腿脚不麻利之人快步疾行一样，快慢不一。

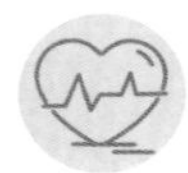

脉象特征

脉来较促，
时有中止，
止无定数。

促脉脉位居中，指下感觉脉来频数，一息五至以上（每分钟 90 次以上）；或脉来快慢不一，间有不规则歇止。

脉象形成的原理

- **阳邪亢盛：** 阳邪亢盛，热迫血行；热灼阴津，津血衰少，心气受损致脉气不相接续。
- **实邪阻遏：** 气滞血淤、痰饮等实邪阻遏，气虚无力外鼓，并无力推运血行，致使脉时有停止。

促脉脉象图

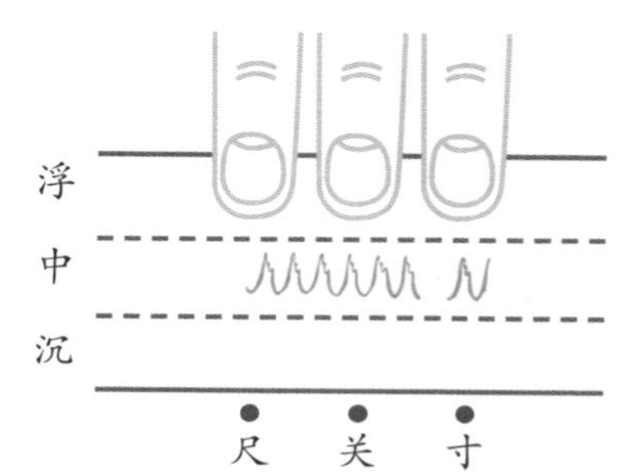

时有中止，主阳盛实热或邪实阻滞之证。

体状诗 扫一扫听讲解

促脉数而时一止，此为阳极欲亡阴。
三焦郁火炎炎盛，进必无生退可生。

主病诗 扫一扫听讲解

促脉惟将火病医，其因有五细推之。
时时喘咳皆痰积，或发狂斑与毒疽。

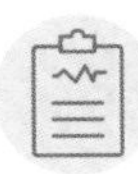

促脉对应的健康问题

脉促有力，多为阳盛热结之象；脉促而细小无力，多为虚脱之象。

促脉主阳盛热结之气血、痰饮、宿食停滞；亦主脏气虚弱，阴血衰少。阳盛热结，阴不和阳，故脉来急数有力而时见歇止。若真元衰惫，脏气虚弱，阴血衰少，以致脉气不相接，则脉促而细小无力，多属虚脱之象。

促脉常见病症应用举例

- **心阳虚衰：**由心气虚损、真元衰惫所致。症见心悸、失眠、健忘、气短、浮肿、喘咳、心脏疾患等。宜在医生指导下，用炙甘草汤、加减复脉汤或生脉饮等进行调理。
- **气滞食停：**由不规律饮食，或暴饮暴食，或过食肥甘厚腻所致。症见嗳腐吐酸、大便溏泄、肢体困重、面目发黄、舌苔厚腻等。宜在医生指导下，用麦芽、鸡内金、神曲、厚朴、枳实、山楂等进行调理。

寸口三部促脉脉理说明图

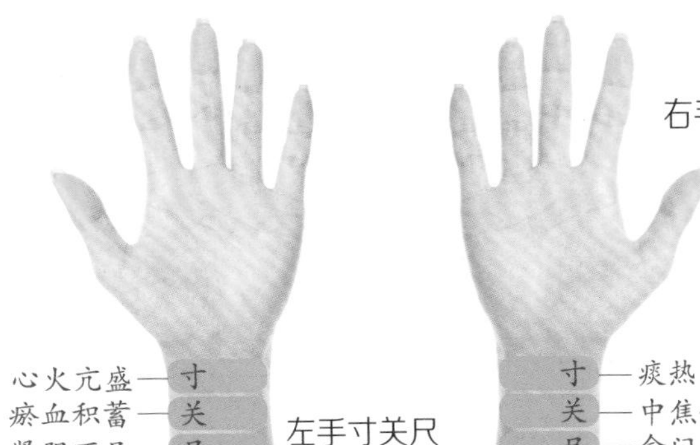

兼脉主病

促脉与浮脉相兼是阳明热盛；促而洪实有力为热，为邪滞经络；促而无力细小为虚脱、心力衰竭、阴阳不相接续之候。

左手三部主病

左寸脉促，常因心火亢盛所致，可见心胸烦热、心悸失眠，甚则狂躁、喜笑不休之疾。左关脉促，常因瘀血积蓄所致，可见胁肋刺痛、局部灼热之疾。左尺脉促，常因肾阴不足、热逼精泄所致，可见滑精、腰酸、盗汗之疾。

右手三部主病

右寸脉促，常因痰热阻肺所致，可见咳喘、喉中痰鸣之疾。右关脉促，常因中焦停饮所致，可见肠鸣脘闷、食滞或食欲不振之疾。右尺脉促，常因命门火旺、肾阴被灼所致，可见滑精、腰酸、头晕、耳鸣之疾。

动脉：形短如豆

动脉是脉诊中一种非常特殊的脉形。首先动脉的脉速比较快，与数脉差不多；其次在关部可感觉到黄豆大小的一个区域，诊脉时有动摇的感觉。

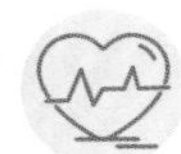

脉象特征

形短如豆，
多见于关部。

动脉脉位居中，中取指下感觉脉形如豆，应指圆滑，往来流利，有一种回旋前进的感觉；且一息五至以上（每分钟 90 次以上），搏动有力，节律一致。

脉象形成的原理

- **惊恐、疼痛导致气血紊乱：**惊恐慌张或疼痛气结，导致气血紊乱，失去制约，在脉道中相互搏击，脉管随着气血窜动，呈现滑数有力的脉象。

动脉脉象图

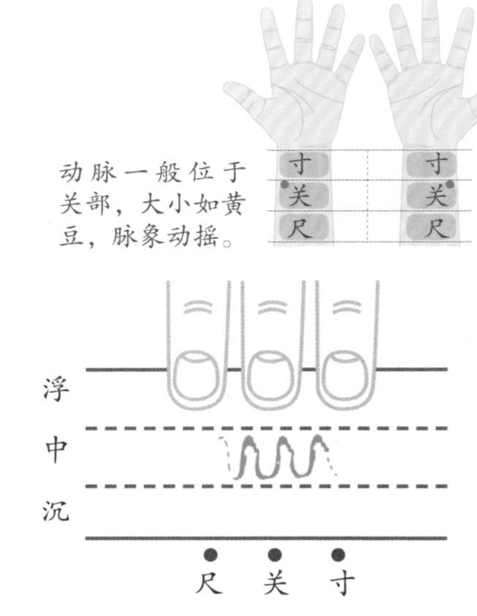

形短如豆，主惊恐、疼痛之证。

体状诗 扫一扫听讲解

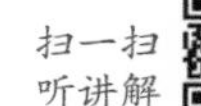

动脉摇摇数在关，无头无尾豆形团。
其原本是阴阳搏，虚者摇兮胜者安。

主病诗 扫一扫听讲解

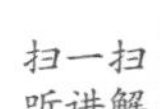

动脉专司痛与惊，汗因阳动热因阴。
或为泻痢拘挛病，男子亡精女子崩。

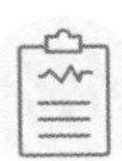

动脉对应的健康问题

动脉较为特殊，出现位置不同提示不同的健康问题。

动脉仅见于关部则专司痛与惊。一般出现动脉时，表明心脏病已经比较严重了，此时应该及时就医。若动脉仅见于寸部，主妊娠。

动脉常见病症应用举例

· **猝暴疼痛：** 因阴阳失调、气血逆乱、血行不通，导致局部突然疼痛。症见局部突然出现疼痛难忍，伴有面色青紫、手脚不温、口唇发暗等症状。宜在医生指导下，使用行气活血的药物进行调理。

· **气喘不卧：** 因外邪入侵或体内痰湿阻滞，导致气不畅通。症见气喘、呼吸困难，严重时不能平卧等。宜在医生指导下，用理气活血的药物进行调理。

值得注意的是，心脏病患者也会出现这种症状，因此要谨慎鉴别，及时就医，以免延误病情。

寸口三部动脉脉理说明图

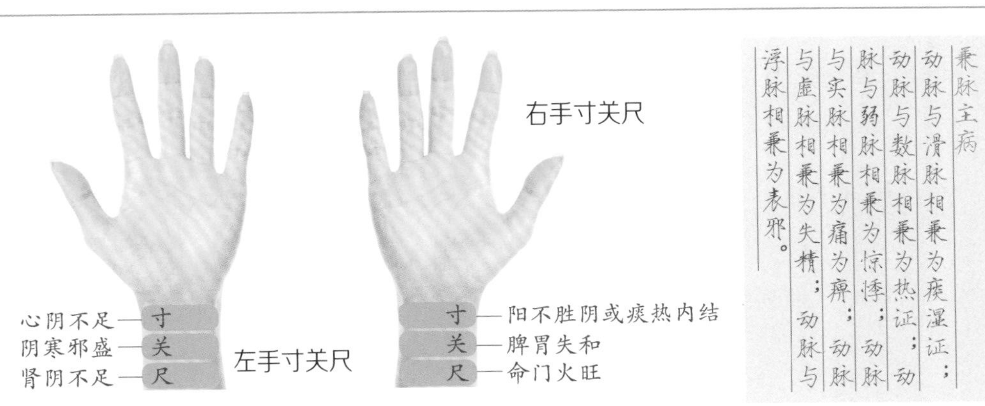

左手三部主病

左寸脉动，常因心阴不足、心阳亢奋所致，可见心悸、怔忡、不寐之疾；若左寸动滑而身无疾，乃妊子脉象。左关脉动，常因阴寒邪盛、经气受损所致，可见经脉拘急、腹胁疼痛之疾。左尺脉动，常因肾阴不足所致，多见五心烦热、盗汗等疾。

右手三部主病

右寸脉动，常因阳不胜阴或痰热内结所致，前者多见自汗，后者可见烦热、咳喘之疾。右关脉动，常因脾胃失和所致，可见腹泻、胃痛、下利之疾。右尺脉动，常因命门火旺所致，男性多见热逼精泄，女性多见血崩之疾。

虚类脉

虚类脉包括虚脉、微脉、细脉、代脉、短脉五种脉象，其共同特点是应指无力，按之空虚。虚脉主各种虚证；微脉主气血、阴阳俱虚；细脉主诸虚劳损、湿证等；代脉主脏器衰微；短脉主气虚不足。

虚脉：虚如谷壳

虚脉的脉象是来势迟缓，脉体宽大但触之无力，隐隐搏动于指下，按之豁然空虚，像空虚无粒的谷壳一般，为无力脉的代表。

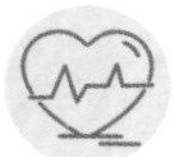

脉象特征

举之无力，按之空豁，
应指松软，虚如谷壳。

脉搏搏动力量软弱，寸、关、尺三部和浮、中、沉三候均无力，是脉管的紧张度弱、脉管内气血充盈度不足的体现。

脉象形成的原理

- **气虚：**气虚，甚或阳虚，推动血液运行的力量薄弱，血脉搏击无力，故脉象显虚。
- **血虚：**血虚，甚或阴虚，阴血亏虚不能充盈血脉，故脉象显虚。

虚脉脉象图

实脉来去跳动有力。
虚脉来去跳动无力。

浮
中
沉

尺　关　寸

虚如谷壳，主虚证，多气血两虚。

体状诗　扫一扫听讲解

举之迟大按之松，脉状无涯类谷空。
莫把芤虚为一例，芤来浮大似慈葱。

主病诗　扫一扫听讲解

脉虚身热为伤暑，自汗怔忡惊悸多。
发热阴虚须早治，养营益气莫蹉跎。

虚脉对应的健康问题

迟而无力多阳虚，
数而无力多阴虚。

虚脉主一切虚证，且多数情况下会出现寸、关、尺皆虚，所以虚脉诊病更要根据其他因素综合考量，以确定身体“虚”在何处，再采取相应的调养方式。

虚脉常见病症应用举例

· **伤暑身热：** 因夏季伤于暑邪，暑热伤津所致。症见身热多汗、气粗、四肢疲乏等。宜在医生指导下，用人参白虎汤或生脉饮以益气护阴。

如果患者出现呕吐甚至昏迷的症状，应该及时前往正规医疗机构进行治疗。

· **虚脱：** 因大量失血或者大汗、大吐、大泻等所致。症见面色苍白、虚汗淋漓、头昏眼花、肢冷汗出等。出现这种情况，应尽快前往正规医疗机构进行治疗，补充体液。预后宜在医生指导下用参附汤、四逆汤、当归补血汤等补气补血。

寸口三部虚脉脉理说明图

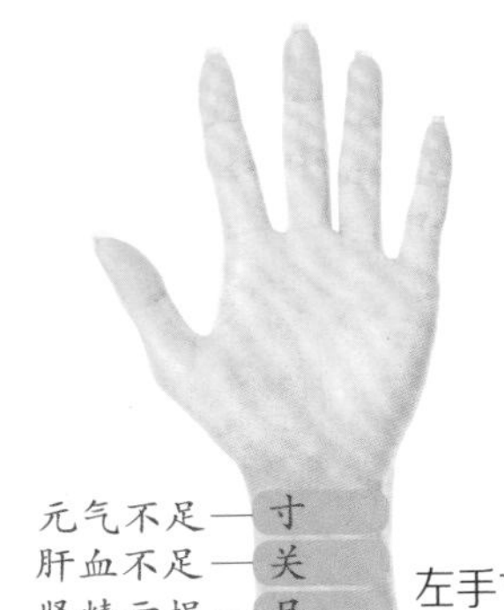

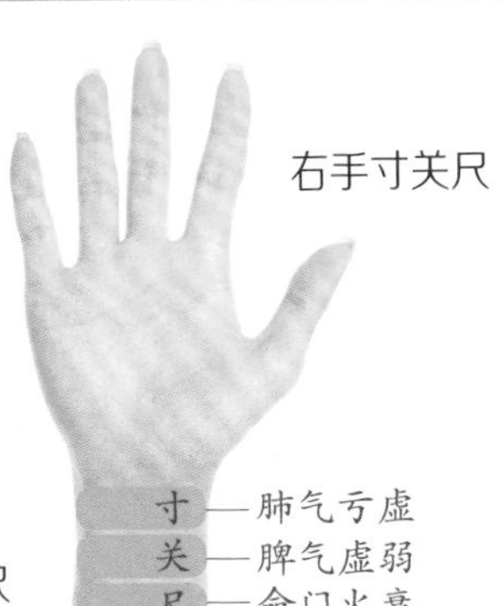

兼脉主病

虚脉与浮脉相兼多为气虚；虚脉与涩脉相兼多为血虚；虚脉与数脉相兼多为阴虚（肺痿）；虚脉与迟脉相兼多为阳虚。

左手三部主病

左寸脉虚，常因元气不足、心失所养所致，多见心悸不安、失眠、头晕之疾。左关脉虚，常因肝血不足、筋失濡养所致，可见筋软无力、全身酸困之疾。左尺脉虚，常因肾精亏损、封藏失职所致，多见腰膝酸软、滑精早泄之疾。

右手三部主病

右寸脉虚，常因肺气亏虚、卫阳不固所致，多见自汗、懒言、气短、咳逆之疾。右关脉虚，常因脾气虚弱、纳运失常所致，多见纳少、食后腹胀、身倦无力、浮肿、便溏之疾。右尺脉虚，常因命门火衰、下元虚弱所致，多见形寒肢冷、阳痿不举、遗精、早泄之疾。

微脉：水上浮油

微，有细弱、不显之意。微脉是指脉幅细小，动脉血量减少而搏动无力的状态。微脉有两个特点，一是脉体“极细”，二是脉体“极软”。其中，“极细”可以理解为“极小”，更甚于虚脉。

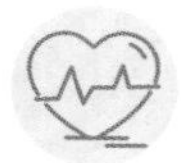

脉象特征

极细极软，
按之欲绝，
若有若无。

微脉轻按时，指下感觉脉体极细极软，搏动无力；中按或沉取时，指下脉体如绝非绝，若有若无，模糊不清。

脉象形成的原理

- **气血衰微：** 因气血衰微所致，气衰则无力运血，血微则无以充实脉道，故脉道变细，营血不足，则脉势软弱无力，不任重按，欲绝不绝，形成细软无力、似有似无的状态。

微脉脉象图

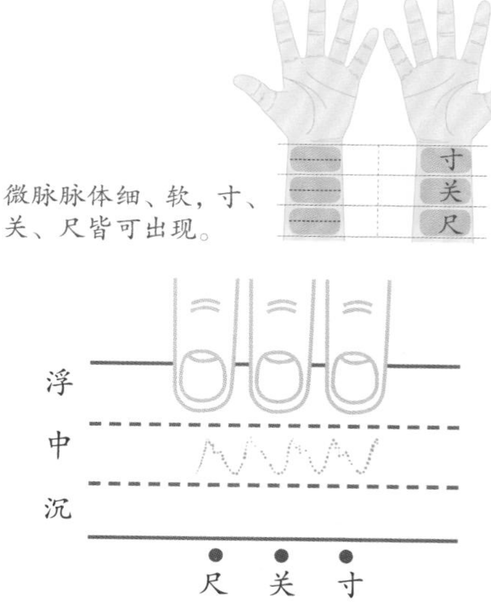

如水上浮油，主阴阳、气血虚甚。

体状诗

扫一扫
听讲解

微脉轻微瀊瀊乎，按之欲绝有如无。
微为阳弱细阴弱，细比于微略较粗。

主病诗

扫一扫
听讲解

气血微兮脉亦微，恶寒发热汗淋漓。
男为劳极诸虚候，女作崩中带下医。

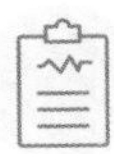

微脉对应的健康问题

多主阴阳、气血虚甚，
久病多为正气将绝，
新病多为阳气暴脱。

多为阴阳、气血虚甚。男子见微脉，多主各种虚劳。女子见微脉，多主崩中、带下等妇科疾病。久病见之为正气将绝，新病见之为阳气暴脱。

微脉常见病症应用举例

- **虚损不足：** 多由体内阳虚、气虚所致。症见衰弱、便溏、畏寒等。宜在医生指导下，服用四君子汤、补中益气汤、补元汤等进行调理。
- **崩漏：** 因气血不足所致。症见面色苍白、经血量多如崩或淋漓不断等。治疗宜用牡蛎、龙骨、熟地黄、阿胶等进行调理。

值得注意的是，如果女性经血长期淋漓不尽，应该前往正规医疗机构进行治疗。

寸口三部微脉脉理说明图

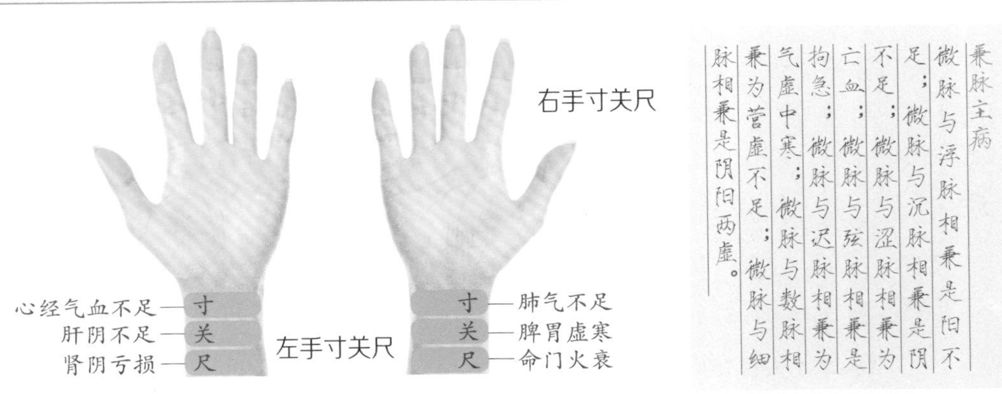

左手三部主病

左寸脉微，常因心经气血不足所致，可见惊悸、怔忡、失眠、健忘、头痛之疾。左关脉微，常因肝阴不足、气血虚衰所致，可见胸闷气短、四肢怕冷或拘急之疾。左尺脉微，常因肾阴亏损、冲任不足所致，可见遗精、腰膝酸软、脊冷乏力，女子则见崩中下血。

右手三部主病

右寸脉微，常因肺气不足所致，可见咳嗽气短、痰稀苔白、倦怠畏寒之疾。右关脉微，常因脾胃虚寒所致，可见脘痞腹胀、纳谷不化、乏力便溏之疾。右尺脉微，常因命门火衰、元阳不足所致，可见腹冷、便溏之疾。

细脉：细如丝线

细脉又名小脉，指脉管收缩细小，表明血管（动脉）收缩或血量减少，以致脉来形小如线。细脉脉位居中，中取时指下感觉脉形细小，用力按之才有明显跳动。

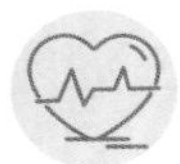

脉象特征

细如丝线，脉道狭小，
细直而软，按之不绝。

细脉脉位居中，中取时指下感觉脉形细小，用力按之，乃有明显跳动；脉象一息四五至，脉体不长不短，搏动有力，往来流利，从容和缓，节律一致。

脉象形成的原理

- **气血亏虚：**气血亏虚，血不能充盈脉道，气无力鼓动血液运行，脉道充盈不足，故而脉来形细如丝。
- **湿邪困阻：**湿邪困阻，阳气被遏，无以推动气血，以致脉管收缩变细，其充实度减小，致使脉来形细如线。

细脉脉象图

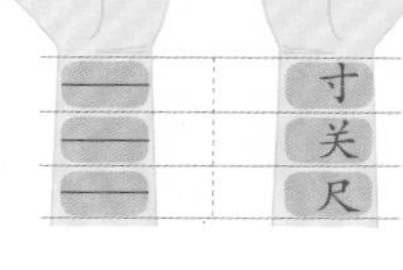

细脉脉形细小而清晰，寸、关、尺皆可出现。

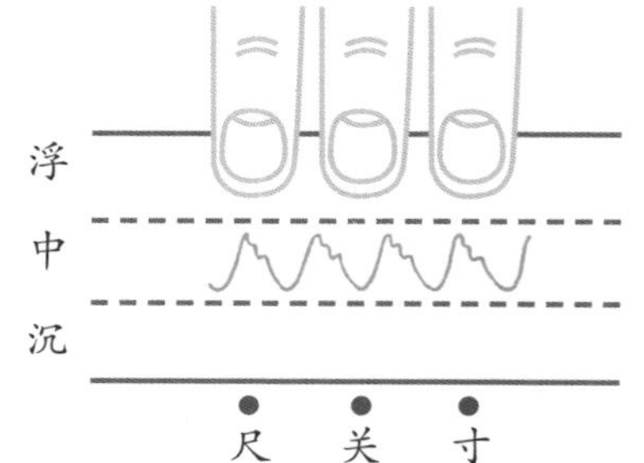

细如丝线，主诸虚劳损和湿邪阻滞。

体状诗

扫一扫
听讲解

细来累累细如丝，应指沉沉无绝期。
春夏少年俱不利，秋冬老弱却相宜。

主病诗

扫一扫
听讲解

细脉萦萦血气衰，诸虚劳损七情乖。
若非湿气侵腰肾，即是伤精汗泄来。

细脉对应的健康问题

主诸虚劳损，
又主湿邪阻滞证。

细脉的形成多源于元阳不足，气血俱虚，致脉管的充盈度不足，而诸虚、内湿、气少血衰、劳损不足是常见的疾病成因。必要时，应结合西医的检测手段确定病因。

细脉常见病症应用举例

- **贫血：**多由脾气虚弱所致。症见面色无华、指甲色淡、神疲乏力等。如出现上述症状且合并发热时，应及时前往正规医疗机构进行诊治，排除其他疾病后再进行调理。宜在医生指导下，用生脉饮、四君子汤、补中益气汤等进行调理。
- **虚寒冷嗽：**多由肺气不足所致。症见咳喘、呼吸不利、恶寒等。宜在医生指导下，用小青龙汤、射干麻黄汤等进行调理。

如果上述症状持续时间较长或者合并发热时，应该及时前往正规医疗机构进行诊治，排除如肺结核等传染性疾病后再进行治疗。

寸口三部细脉脉理说明图

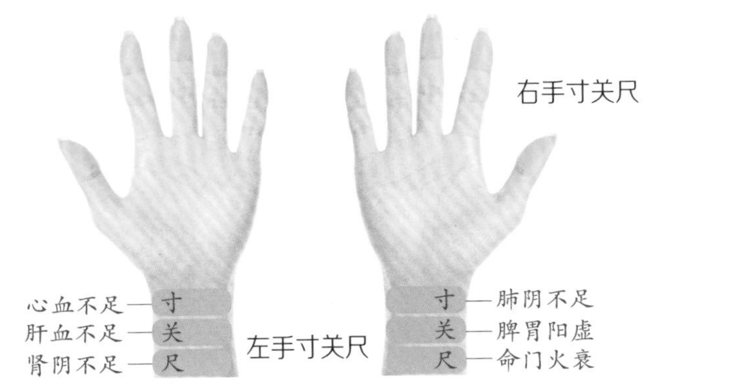

兼脉主病

细脉与数脉相兼为热邪；细脉与紧脉相兼为寒邪；细脉与沉脉相兼为湿痹；细脉与弦脉相兼为肝虚；细脉与涩脉相兼为血虚。

左手三部主病

左寸脉细，常因心血不足、心失所养所致，可见心悸怔忡、失眠多梦、健忘之疾。左关脉细，常因肝血不能上养于目所致，可见目涩头眩、视力模糊之疾。左尺脉细，常因肾阴不足所致，可见腰酸乏力、耳鸣、遗精之疾。

右手三部主病

右寸脉细，常因肺阴不足所致，可见虚烦心热、干咳盗汗、声音嘶哑、口咽干燥之疾。右关脉细，常因脾胃阳虚、运化不力之致，可见胃脘胀满、怕冷、呕吐之疾。右尺脉细，常因命门火衰，不能温煦脾阳所致，可见腹冷便泻、完谷不化之疾。

代脉：缓而时止

代脉为脉动而中有歇止，不能自行恢复，下一次搏动又出现。脉位居中，指下感觉脉来缓慢，脉来一息不足四至（每分钟 60~70 次或 60 次以下），间有规则歇止。

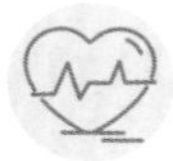

脉象特征

缓而时止，
止有定数。

脉律不齐，表现为有规则歇止，歇止的时间较长，脉势较软弱。

脉象形成的原理

- **脏气衰微：**脏气衰微、气血两虚，不能推运血行而致脉来歇止，不能自还，良久复来。
- **受惊跌仆：**猝逢惊恐，或跌仆损伤，影响脉气，以致脉气不能相接。

代脉脉象图

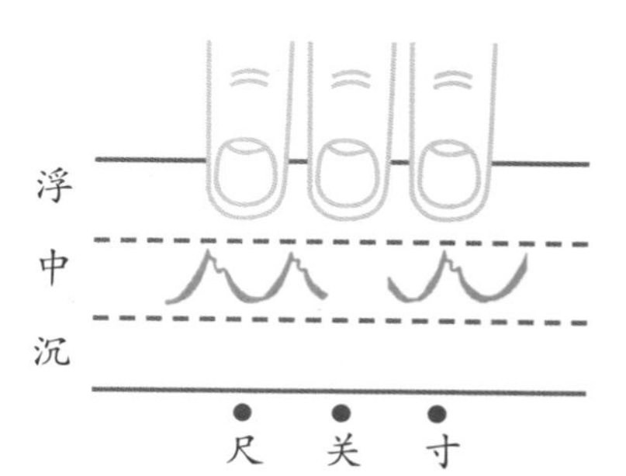

缓而时止，主脏气衰微。

体状诗

扫一扫
听讲解

动而中止不能还，复动因而作代看。
病者得之犹可疗，平人却与寿相关。

主病诗

扫一扫
听讲解

代脉元因脏气衰，腹痛泄痢下元亏。
或为吐泻中宫病，女子怀胎三月兮。

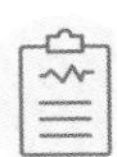

代脉对应的健康问题

代脉多是危险之象。

《脉经》上说：“脉结者生，代者死。”用现代医学来解释，代脉就是心脏出现了规则性的停止跳动，可能危及生命。体质特殊者或妇女妊娠时亦可见代脉，但脉象有力、和柔，若无其他症状，则不作病脉论。

代脉常见病症应用举例

- **中寒吐利：**由胃气衰微、口食寒物、鼻吸冷气、中宫不能担当所致。症见腹痛唇青、四肢厥冷、吐泻交作、饮入即吐。如果患者症状严重甚至昏厥，应该立刻前往正规医疗机构进行治疗。待症状缓解后，在医生指导下，用附子理中丸、金匮肾气丸、右归丸等进行调理。
- **脏器衰微：**多是阳气衰弱的危重之象。症见身体疲惫、口不能言等。出现此种脉象时，应该及时前往正规医疗机构进行处理。待病情平稳后，在医生指导下，用四逆汤、回阳救急汤等进行调理。

寸口三部代脉脉理说明图

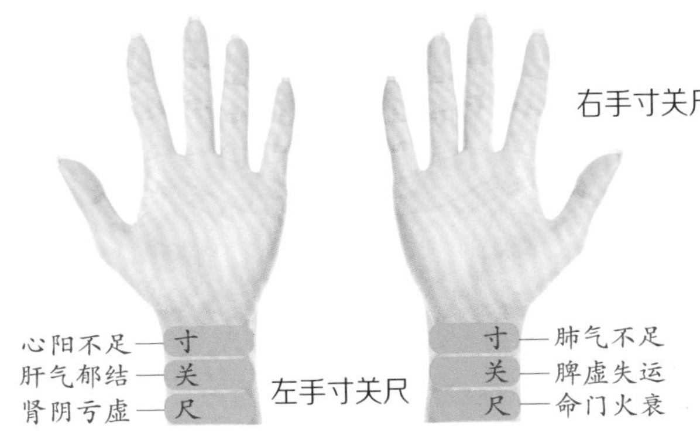

乘脉主病

代脉与迟脉、缓脉相乘为脾气绝；代脉与洪脉相乘表示病在络脉；代脉与细脉、沉脉相乘为泄利；代脉与数脉相乘为溲便脓血；代脉与微脉、细脉相乘为津液枯干；代脉与结脉相乘为心悸。

左手三部主病

左寸脉代，常因心阳不足所致，可见心悸、胸闷、气短之疾。左关脉代，常因肝气郁结所致，可见胸胁痞塞、气郁不舒、脘闷纳呆之疾。左尺脉代，常因肾阴亏虚所致，可见腰膝酸软、少腹胀痛，以及失眠、便秘之疾。

右手三部主病

右寸脉代，常因肺气不足、胸阳痹阻所致，可见胸闷、气短、心悸、自汗之疾。右关脉代，常因脾虚失运、胃脘停滞所致，可见脘腹痞痛、纳呆腹胀之疾。右尺脉代，常因命门火衰所致，可见便秘肠结、二便不畅之疾。

短脉：两头缩缩

缩者为短。短脉是指脉管的搏动范围短小，不及本位的状态。判定也很简单，只要脉体没有达到寸、关、尺“一寸九分”的长度，均为短脉。

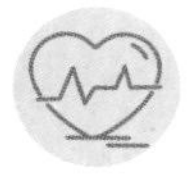

脉象特征

两头缩缩，
尺部常不显。

短脉居中，脉体比较短，搏动范围不足寸、关、尺三部的定位，常只出现在寸部或关部。

脉象形成的原理

- **气滞血淤或痰阻食积：**气滞血淤或痰阻食积，阻滞脉道，气推动受阻，血行不畅，脉道充盈不足，致使脉动无力，寸、尺隐现短缩。
- **气虚不足：**气虚不足，无以鼓动脉道，也无力推动血行，以致脉来短小。

短脉脉象图

短脉脉体较短，搏动范围常不足寸、关、尺三部定位。

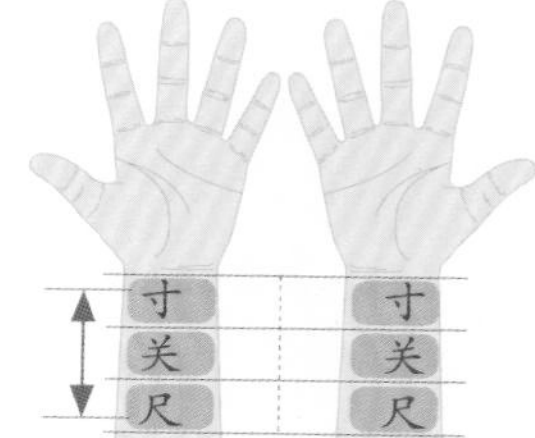

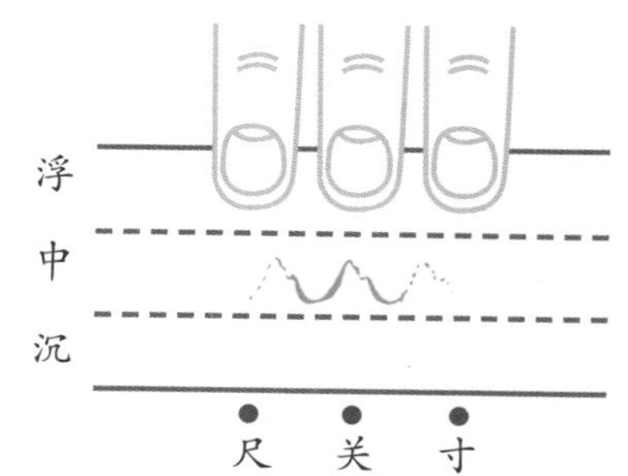

两头缩缩，主气虚不足。

体状诗

扫一扫
听讲解

两头缩缩名为短，涩短迟迟细且难。
短涩而沉肺肾病，或因气塞或因痰。

主病诗

扫一扫
听讲解

短脉惟于尺寸寻，短而滑数酒伤神。
浮为血涩沉为痞，寸主头疼尺腹疼。

短脉对应的健康问题

短而有力为气滞，
短而无力为气虚。

短脉多与气虚分不开，各种与气相关的健康问题都可能出现短脉。另外，痰饮、食积阻碍了气道，也会出现短脉。

短脉常见病症应用举例

- **气虚：**多由先天禀赋不足，或后天失养，或劳伤过度而耗损，或久病不复所致。症见身体虚弱、面色苍白、四肢乏力等。宜在医生指导下，用四君子汤、补中益气汤等进行调理。
- **气郁：**多与肝脏不适和情绪不舒有关。症见情绪低落、腹胀、嗳气、声细无力等。宜在医生指导下，用逍遥散、柴胡疏肝散等进行调理。同时应该注重心理疏导，培养积极乐观的心态。此外，培养积极健康的业余爱好，让自己的生活丰富起来，也利于缓解气郁。

寸口三部短脉脉理说明图

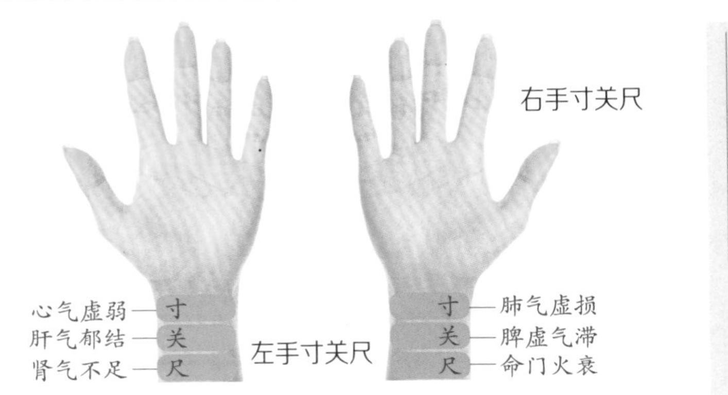

乘脉主病

短脉与浮脉相乘为肺伤气虚；短脉与涩脉相乘为心损气虚；短脉与沉脉相乘为痞证；短脉与促脉、结脉相乘为痰气、食积；短脉与数脉相乘为心痛、心烦；短脉与迟脉相乘为虚寒。

左手三部主病

左寸脉短，常因心气虚弱，无力鼓动脉搏所致，可见心悸不安、气短、失眠之疾。左关脉短，常因肝气郁结、气郁不畅所致，可见胁痛胀满、善太息之疾。左尺脉短，常因肾气不足所致，可见小腹疼痛、里急，女性多见月经淋漓不断之疾。

右手三部主病

右寸脉短，常因肺气虚损所致，可见气短咳喘、乏力自汗之疾。右关脉短，常因脾虚气滞、胃失和降所致，可见脘闷纳呆、嗳气呕逆之疾。右尺脉短，常因命门火衰所致，可见阳痿、滑精、早泄之疾。

实类脉

实类脉包括实脉、长脉、滑脉、弦脉、紧脉五种脉象，其共同特点是应指充实而有力。实脉主气血壅阻而亢盛；长脉主肝阳有余、阳盛内热；滑脉主体内有痰湿、火气旺盛；弦脉主肝胆病；紧脉主寒气侵袭。

实脉：如谷满仓

实脉来去充盛有力，无论浮取、中取、沉取，指下均可感觉脉体宽大，有充实感，搏动强劲有力，且一息四五至。

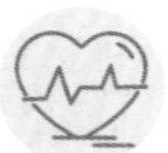

脉象特征

来去充盛有力，应指充实，
举按皆然，如谷满仓。

实脉指下脉象的搏动比正常脉象更强，脉形更宽大，通常出现于浮、中、沉的每部，与洪脉十分类似。但洪脉的脉象通常来盛去衰，而实脉的脉象则来去皆盛。

脉象形成的原理

- **外感内伤：** 外感或内伤时，邪气亢盛，正气不虚，奋起与邪气相搏斗，鼓荡气血，脉管坚硬而饱满，脉来跳动，坚实有力。
- **脾胃之气衰竭：** 脾胃之气衰竭，真气外泄，脉来应指强劲有力，但失去和缓之象。

实脉脉象图

实脉与平脉相比，脉形宽大，寸、关、尺皆可出现，且浮、中、沉每部均能出现。

寸 关 尺

浮 中 沉

尺 关 寸

如谷满仓，主实证。

体状诗

扫一扫听讲解

浮沉皆得大而长，应指无虚愊愊强。
热蕴三焦成壮火，通肠发汗始安康。

主病诗

扫一扫听讲解

实脉为阳火郁成，发狂谵语吐频频。
或为阳毒或伤食，大便不通或气疼。

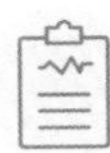

实脉对应的健康问题

实而有力多为火热有余之象，实而偏沉迟为寒证。

实脉为阳热邪盛、郁积不散之脉。实为火热有余之象，凡邪气有余、充实，阳热内郁所致高热谵语、腑实便坚、三焦火盛、食滞胁痛，皆见实脉。实而偏沉迟，为实寒证。实脉见于正常人，必兼和缓之象，不属病脉。部分正常人两手六部脉均实大，而无病候，称为六阳脉，亦属正常生理现象。

实脉常见病症应用举例

- **胃脘胀满：**由饮食失节、食滞中焦、胃失和降、运化失常所致。症见嗳气、胃脘饱胀、嗳腐吞酸，或呕吐未消化食物、大便不畅。宜在医生指导下，用保和丸等进行调理。
- **癫疾狂乱：**多由胃热狂躁、火炽痰涌、上蒙心窍所致。症见神志错乱、精神亢奋、喜笑不休、语无伦次、狂乱奔走、面赤苔黄。宜在医生指导下，用桃核承气汤，佐以可以祛除痰浊的药物进行调理。

寸口三部实脉脉理说明图

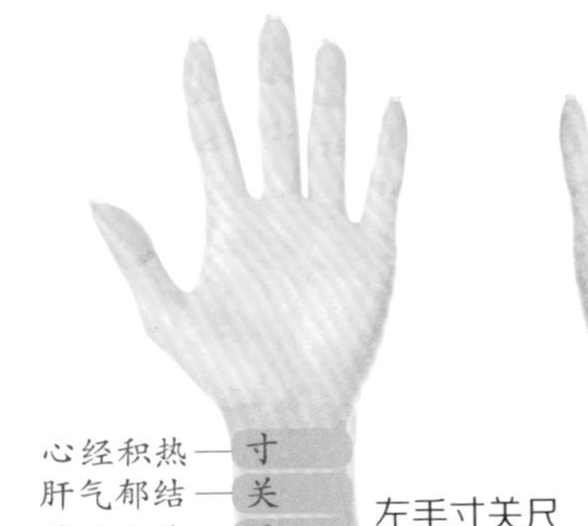

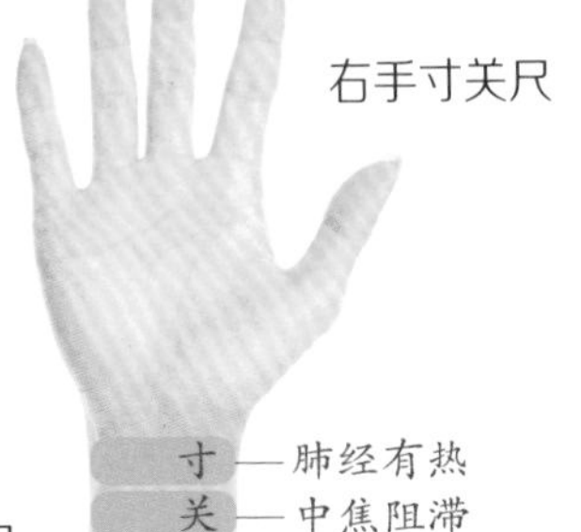

乘脉主病

实脉与浮脉相乘为邪实；

实脉与沉脉相乘为里邪实、胀满、闭结、滞积；

实脉与洪脉相乘为实热；

实脉与滑脉相乘为痰凝。

左手三部主病

左寸脉实，常因心经积热所致，可见口舌生疮、心烦咽痛，甚者喜笑不休、发狂怒骂之疾。左关脉实，常因肝气郁结所致，可见腹胁胀痛、目赤肿痛、口苦呃逆之疾。左尺脉实，常因膀胱积热所致，可见小便淋漓涩痛、尿血之疾。

右手三部主病

右寸脉实，常因肺经有热所致，可见咳喘气逆、痰黄、胸痛、咽痛、口渴之疾。右关脉实，常由中焦阻滞、运化不通所致，可见脘腹胀满，以及反胃、呃逆之疾。右尺脉实，常因下焦实热壅滞所致，可见便秘、腹胀痛之疾。

长脉：如循长竿

正常的脉位仅限于寸、关、尺的范围内，如果脉搏的长度超过了这个范围，比如寸脉向手掌蔓延，尺脉向小臂蔓延就是长脉。向前超越寸部到鱼际者，称为“溢脉”；向后超越尺部者，称为“覆脉”。

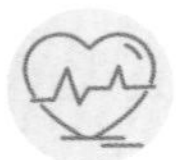

脉象特征

应指范围超过寸、关、尺三部，
脉体较长。

长脉脉象的搏动通常比较强而有力。长脉是人体内邪气炽盛所致，邪气鼓动气血，以致气血运行出现异常，因此脉形长直，脉形远远超过寸、关、尺三部的每一部。

脉象形成的原理

- **气逆壅盛：** 人体气逆壅盛，使血流加速，脉道充实，脉动超过寸、尺，其势硬满，形成长竿之状。

长脉脉象图

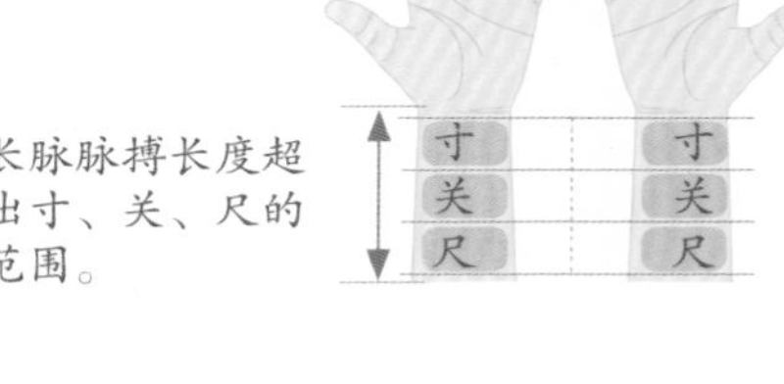

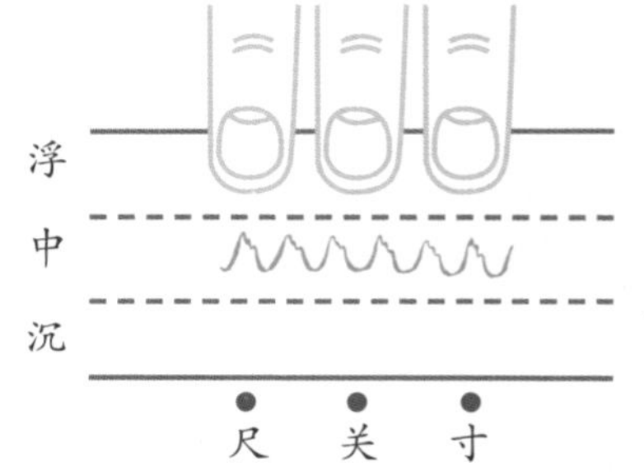

如循长竿，主阳证、热证、实证。

体状诗

扫一扫
听讲解

过于本位脉名长，弦则非然但满张。
弦脉与长争较远，良工尺度自能量。

主病诗

扫一扫
听讲解

长脉迢迢大小匀，反常为病似牵绳。
若非阳毒癫痫病，即是阳明热势深。

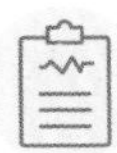

长脉对应的健康问题

长脉多主阳证、
热证和实证。

长脉主肝病、气逆、火盛，以及癫痫、疝气、痰浊诸病。四季中春主生发，人应其气则脉亦长，若无其他病症，此种不属于病脉。

长脉常见病症应用举例

- **肝阳上亢：**多由抑郁、生气、上火致肝气郁结、风阳上扰所致。症见眩晕、急躁易怒、失眠、目赤、耳鸣等。宜在医生指导下，用天麻钩藤饮、镇肝熄风汤等进行调理。
- **癫狂：**多由阳明热盛、痰涎壅盛、邪火攻心所致。症见烦躁不安、面色晦暗、癫狂日久不愈等。宜在医生指导下，用瓜蒂散、抵挡汤等进行调理。

需要注意的是，瓜蒂散等药物为涌吐类药物，使用时应该注意用法用量，避免引起其他问题。

寸口三部长脉脉理说明图

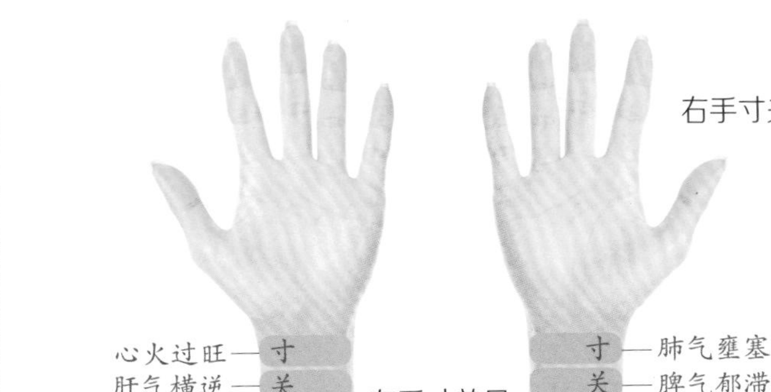

兼脉主病

长脉与浮脉相兼多为外感邪气或阴气不足；长脉与洪脉相兼主有力，多为阳毒内蕴；长脉与滑脉相兼多为痰热壅盛；长脉与弦脉相兼多为肝病；长脉与牢脉相兼多为积聚。

左手三部主病

左寸脉长，常因心火过旺所致，可见心中烦闷、失眠多梦之疾。左关脉长，常因肝气横逆、胃失和降所致，可见胸胁胀闷、呃逆、嗳气之疾。左尺脉长，常因下焦寒气上逆冲脉所致，可见妇女经来腹痛、经期延后、尿赤淋痛、腹胀便闭、脐下悸动、少腹攻冲作痛之疾。

右手三部主病

右寸脉长，常因肺气壅塞所致，可见胸满气逆、咳喘上气之疾。右关脉长，常因脾气郁滞、胃失和降所致，可见胃脘胀痛、呕恶呃逆之疾。右尺脉长，说明相火妄动，症见头痛眩晕、视物不明、耳鸣耳聋、性欲亢进、便燥尿赤、少腹胀痛。

滑脉：如盘走珠

滑脉应指圆滑，如同圆珠流畅地由尺部向寸部滚动，浮、中、沉取皆可感到，有一种反复旋转、圆滑自如的感觉。

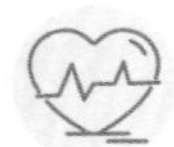

脉象特征

往来流利，
如盘走珠，
应指圆滑。

滑脉指下脉象比正常脉象更圆滑流利，且因为体内邪气炽热较盛，所以滑脉的脉象大多比较强而有力，脉体比较宽大。

脉象形成的原理

- **阴邪内盛：**痰饮、食滞等阴邪内盛，气血欲行而与邪搏击，气盛血涌，鼓动脉气，脉象往来流利，指下圆滑。
- **邪热波及血分：**邪热波及血分，气盛血涌，血行加速，鼓动脉气，致使脉滑。

滑脉脉象图

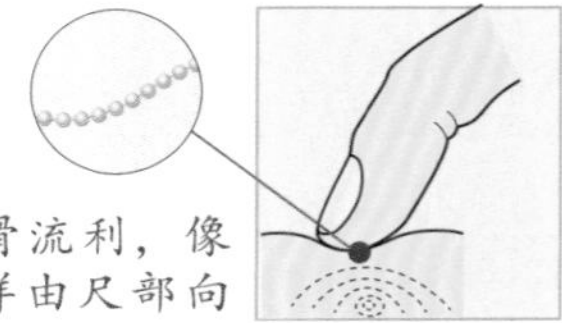
滑脉圆滑流利，像珠子一样由尺部向寸部滚动。

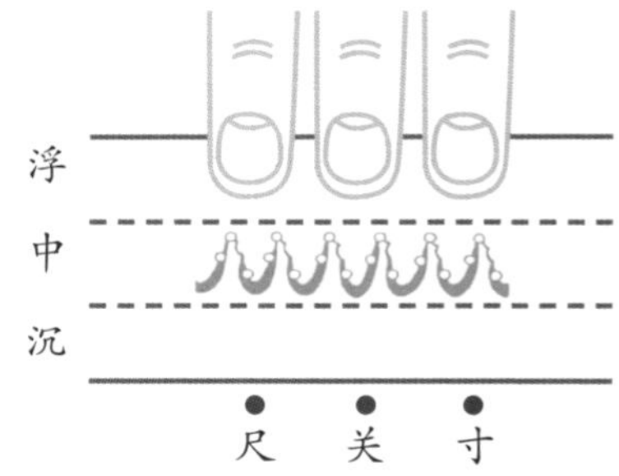

如盘走珠，主痰证、食滞、实热证。

体状诗 扫一扫 听讲解

滑脉如珠替替然，往来流利却还前。
莫将滑数为同类，数脉惟看至数间。

主病诗 扫一扫 听讲解

滑脉为阳元气衰，痰生百病食生灾。
上为吐逆下蓄血，女脉调时定有胎。

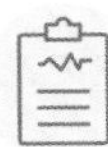

滑脉对应的健康问题

滑脉主痰饮、食滞、实热诸证。

滑脉多与痰湿、实热、食滞、蓄血相关。阴虚血热、中焦虚寒亦可见滑脉，有时阳气虚衰也可见。滑而和缓为平常人之脉，多见于青壮年。妇人脉滑且停经，应考虑妊娠，过于滑大则应考虑可能患有疾病。

滑脉常见病症应用举例

- **痰饮水湿：**由痰涎壅肺、水湿内停所致。症见咳嗽、喘息、气短、痰鸣、夜间不能平卧等。宜在医生指导下，选用二陈汤、葶苈大枣泻肺汤等进行调理。
- **积滞下利：**因积滞热邪，蕴于肠间所致。症见下利脓血、腹泻不爽、里急后重等。宜在医生指导下，选用大承气汤、白头翁汤等进行调理。

寸口三部滑脉脉理说明图

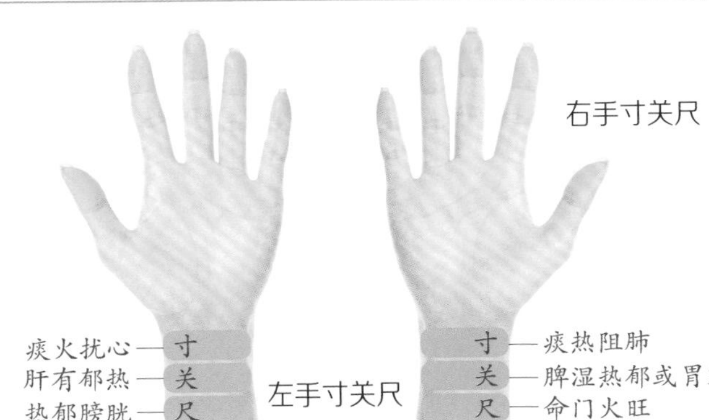

乘脉主病

滑脉与浮脉相乘为风痰在肺；滑脉与沉脉相乘为痰食里热；滑脉与数脉相乘为痰火宿食；滑脉与短脉相乘为气塞；滑脉与缓脉相乘为热中；滑脉与迟脉相乘为下利。

左手三部主病

左寸脉滑，常因痰火扰心、包络受邪所致，可见心悸、失眠；脉兼大而实，主心经积热，痰热蒙闭清窍，可见舌强、狂乱之疾。左关脉滑，常因肝之郁热上蒙清窍所致，可见耳鸣目赤、头痛头晕之疾。左尺脉滑，常由热郁膀胱所致，可见溲短赤痛、淋漓不畅之疾。

右手三部主病

右寸脉滑，常因痰热阻肺所致，可见咳嗽胸闷、痰稠色黄，以及口干、头晕之疾。右关脉滑，常因脾湿热郁或胃寒所致，可见吞酸嗳腐、恶心、口臭之疾。右尺脉滑，常因命门火旺、热逼精泄所致，可见腰酸、滑精、头晕、耳鸣之疾。

弦脉：如按琴弦

弦脉，顾名思义就是像按在弦上一样，轻轻按的时候，有点像琴弦，稍微用力，就像按在紧绷的弓弦上。比较明显的病理性弦脉，在脉诊时甚至有按在刀刃上的感觉。

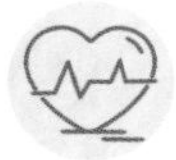

脉象特征

端直而长，
如按琴弦。

脉形端直而细长，脉势较强，脉道较硬。诊脉时，有挺然指下、直起直落的感觉，中医形容此为“从中直过”“挺然于指下”。

脉象形成的原理

· **气逆上犯：** 情志不舒，肝气郁结或亢盛，致使阴阳不和、气逆上犯，导致经络拘束，影响血行，使气血收敛或壅迫，经气远行不畅，而使脉来急直而长，挺然指下，状如琴弦。

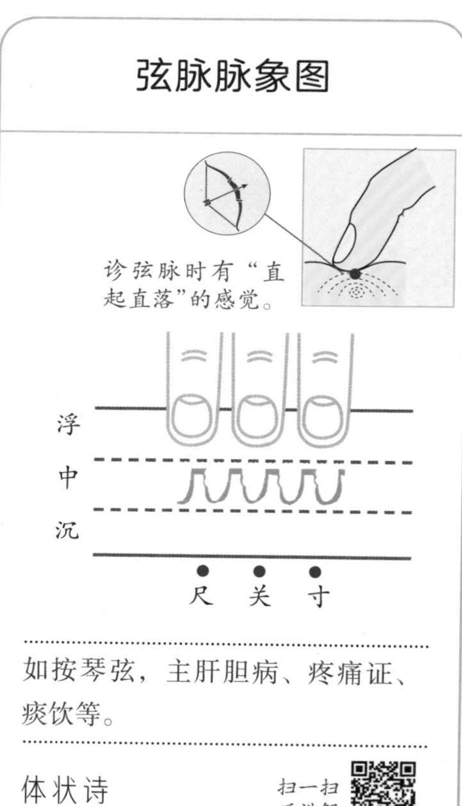

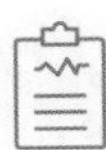

弦脉对应的健康问题

弦脉主肝胆病。对应各脏腑，多与各种疼痛相关。

弦脉主收敛病，代表了气机不舒展。大多数弦脉与肝病有关，因为肝主筋，脉道的柔软、弦硬与筋之弛缓、强劲之性相同；肝病多郁滞，肝气失于条达则脉多弦劲，故称弦脉“在脏应肝”，多主肝胆病变。对应各脏腑时，弦脉多与各种疼痛相关联。

弦脉常见病症应用举例

- **肝郁：**多由情志不遂或因病邪侵扰，阻遏肝脉所致。症见情志抑郁、胸胁或少腹胀满窜痛、胁下肿块，妇女可见乳房胀痛、月经不调等。宜在医生指导下，用逍遥散、柴胡疏肝散等进行调理。
- **肝火旺：**多因情志不遂、气郁化火或肝经蕴热所致。症见头晕、烦躁、易怒、口苦、失眠多梦、大便秘结等。建议在医生指导下，以清肝泻火为主进行调理，并辅以心理疏导。

寸口三部弦脉脉理说明图

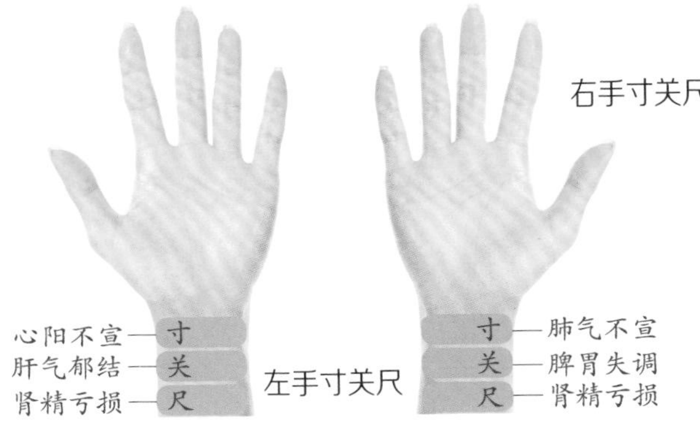

兼脉主病

弦脉与数脉相兼为肝经有火；弦脉与迟脉相兼为虚寒；弦脉与紧脉相兼为瘀血、疝瘕；弦脉与细脉相兼为拘急；弦脉与沉脉相兼为悬饮内痛；弦脉与滑脉相兼为痰饮；弦脉与长脉相兼为积滞。

左手三部主病

左寸脉弦，常因寒邪郁闭、心阳不宣所致，可见胸闷气短、心中痛、息弱、心悸之疾。左关脉弦，常因肝气郁结、胆失疏泄所致，可见痰疟、胸胁胀痛、善太息之疾。左尺脉弦，常因少腹积寒、肾精亏损所致，可见疝痛，或见腰膝酸软、肾虚、滑精、早泄。

右手三部主病

右寸脉弦，常因痰饮停胸、肺气不宣所致，可见头痛、胸胁满闷、咳嗽气逆之疾。右关脉弦，常因脾胃失调、寒凝气滞所致，可见脘腹冷痛、喜按之疾。右尺脉弦，常因寒积少阴、肾精亏损所致，可见拘挛、寒疝腹痛、阳痿早泄之疾。

紧脉：牵绳转索

紧脉的脉象来去皆紧张有力，指下触之，如转动的绳索，左右无常位；又如触及在连接竹筏的绳索上，绷急而有力。

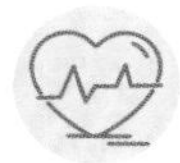

脉象特征

脉形紧急，
如牵绳转索，
或按之左右弹指。

紧脉比弦脉更为紧绷，且有旋转绞动或左右弹指的感觉，但脉形不像弦脉那般直长。

脉象形成的原理

· **寒邪入侵：** 当寒邪侵袭人体后，寒性收引，导致脉管紧缩而拘急，因此出现脉来绷紧的紧脉。

紧脉脉象图

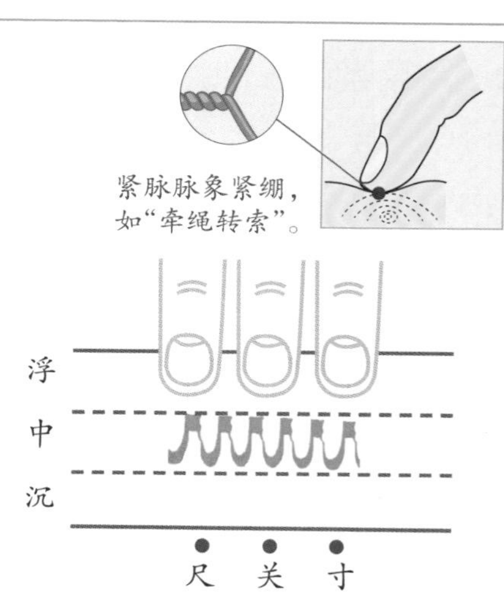

如牵绳转索，主实寒证、痛证和宿食内阻等。

体状诗　扫一扫听讲解

举如转索切如绳，脉象因之得紧名。
总是寒邪来作寇，内为腹痛外身疼。

主病诗　扫一扫听讲解

紧为诸痛主于寒，喘咳风痫吐冷痰。
浮紧表寒须发越，紧沉温散自然安。

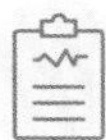

紧脉对应的健康问题

紧脉多主寒、主痛。

紧脉主寒证，如外感风寒，脉为浮紧，是太阳伤寒证的表现；或寒邪入里，脉为沉紧，多见于里实寒证。紧脉也主痛证，多见各种寒邪侵袭所致的脏腑、经络疼痛。此外，紧脉亦主呃逆、伤寒、下利、惊风、宿食等疾病。

紧脉常见病症应用举例

· **风寒感冒：** 多由外感风寒、卫阳郁结、热因寒束所致。症见恶寒、头痛、肢体酸痛、咽痒等。宜在医生指导下，服用葱豉汤、荆防败毒散等进行调理。

· **动脉硬化：** 多由高血压、高脂血症、吸烟、饮酒、肥胖所致。症见心悸、胸痛、胸闷、头晕、四肢凉麻等。宜在医生指导下，服用温胆汤、血府逐瘀汤、桃仁承气汤等进行调理。需要注意的是，运用这些药物时，应首先排除其他心脑血管疾病，以免出现意外。

寸口三部紧脉脉理说明图

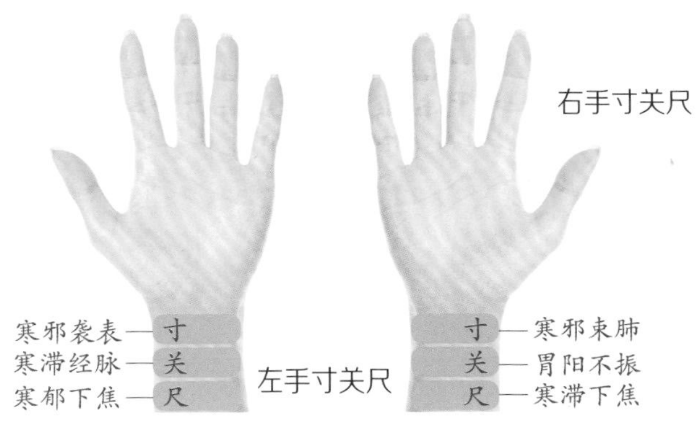

紧脉主病

紧脉与浮脉相兼在表，为伤寒发热、头痛咳嗽；紧脉与沉脉相兼在里，为心腹痛或胀满、呕吐泻痢、风痫等；紧脉与洪脉相兼为痈疽；紧脉与细脉相兼为疝瘕；紧脉与实脉相兼为胀痛；紧脉与涩脉相兼为寒痹。

左手三部主病

左寸脉紧，常因寒邪袭表所致，可见发热恶寒、项强、头痛无汗之疾。左关脉紧，常因寒滞经脉所致，可见肋胁疼痛、四肢拘急之疾。左尺脉紧，常因寒郁下焦所致，可见腰膝及少腹冷痛、小便不畅之疾。

右手三部主病

右寸脉紧，常因寒邪束肺、肺气郁闭所致，可见咳嗽上气、喘鸣、恶寒发热之疾。右关脉紧，常因胃阳不振、寒滞脘腹所致，可见呕吐、脘胀、纳少、腹痛之疾；兼滑脉多属食积不化，可见脘腹胀痛、嗳腐吞酸之疾。右尺脉紧，常因寒滞下焦所致，可见脐下痛、疝气、奔豚之疾。

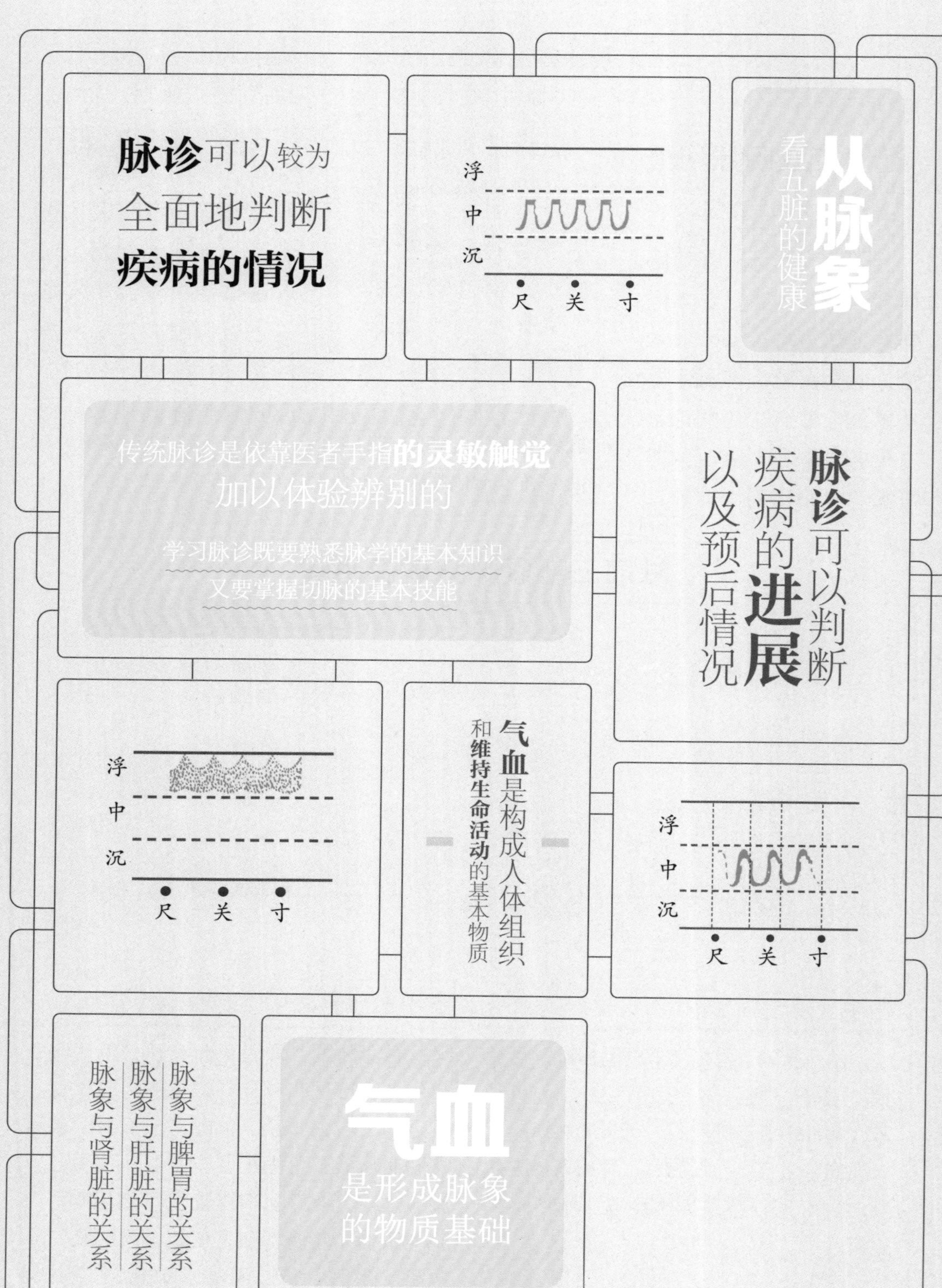
脉诊可以较为
全面地判断
疾病的情况
浮
中
沉
尺 关 寸
从脉象
看五脏的健康
传统脉诊是依靠医者手指的灵敏触觉
加以体验辨别的
学习脉诊既要熟悉脉学的基本知识
又要掌握切脉的基本技能
脉诊可以判断
疾病的进展
以及预后情况
浮
中
沉
尺 关 寸
气血是构成人体组织
和维持生命活动的基本物质
浮
中
沉
尺 关 寸
脉象与脾胃的关系
脉象与肝脏的关系
脉象与肾脏的关系
气血
是形成脉象
的物质基础

第三章

手把手教你区分脉象

对于初学脉诊者而言，要想准确鉴别脉象，不仅要掌握正确的诊脉方法，还应该掌握正确区分各种脉象的方法。本章介绍了相似脉象以及相对脉象的区分方法，现在，我们就一起来学习如何区分脉象。

相似脉象快速区分

脉位较浅的相似脉

浮脉、散脉、革脉、芤脉、虚脉的部位较浅。浮脉举之有余，按之不足；散脉指下涣散，如风吹毛；革脉中空而见脉弦；芤脉中空而边实；虚脉举之无力，按之空豁，应指松软。

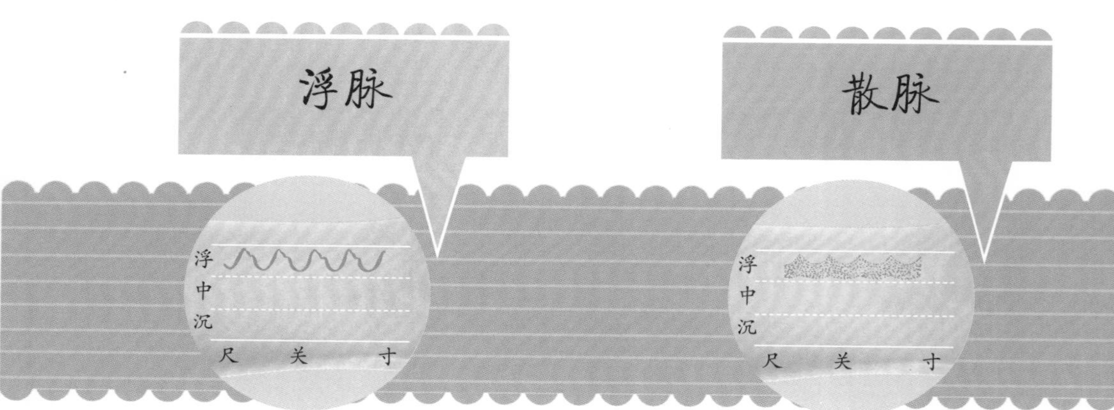

脉形不大不小，轻取明显，重按稍减，脉体没有空虚感。

寸、关、尺皆可触到浮脉。

浮脉多主表证，浮而有力为表实，浮而无力为表虚。

散脉表现为浮散无根，如杨花一般。

浮散指诊脉时轻取感觉分散凌乱，加大力度时脉搏越来越弱，重取反而感觉不到了。

散脉主元气耗散。久病之人出现散脉，说明阳气耗损严重，必须加以救治。怀孕妇女出现散脉，如果距离预产期较近，是即将分娩的征兆；如果距离预产期较远，可能有流产的隐患。

烦躁失眠者脉象多浮，大多由心火上炎导致，日常调理一般以滋阴清热、养心安神为主。

夏秋交替时节出现浮脉，如无其他症状，则为正常现象；一些体脂率较低的人群，体表脂肪层比较薄导致脉象偏浮，也属正常现象。

革脉

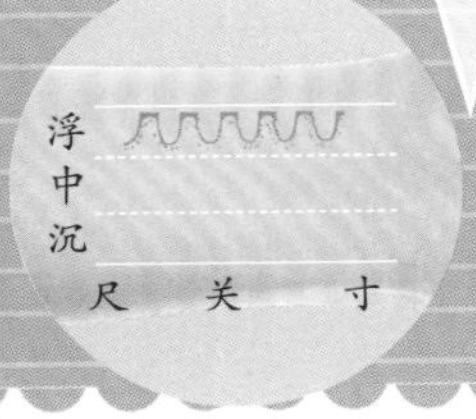

浮
中
沉
尺 关 寸

革脉脉象浮而搏指，中空外坚，如按鼓皮。

在切革脉时，手指感觉有一定的紧张度。

革脉大多因亡血失精，又感寒邪所导致。妇女半产崩漏、男子亡血失精，多会导致革脉出现。

芤脉

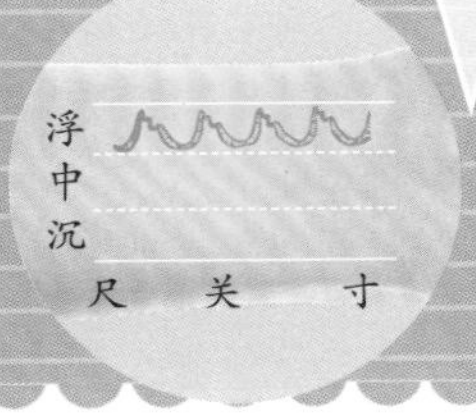

浮
中
沉
尺 关 寸

芤脉的脉象浮大而软，手指按下去感觉中央空虚，两边充实。

芤脉多呈条形，寸、关、尺皆可出现，浮取即得。

芤脉多见于各种急性大出血（且多见于大出血之后），急性胃肠炎等。

虚脉

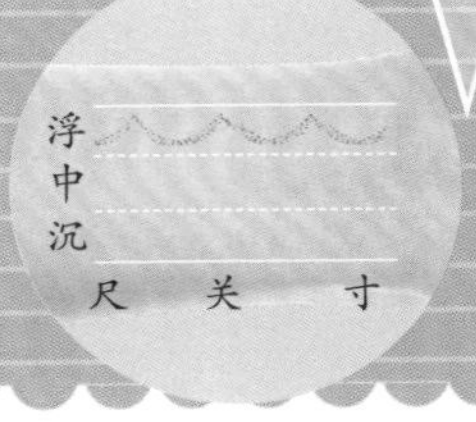

浮
中
沉
尺 关 寸

虚脉是一切无力脉的总称。脉象特点是脉搏搏动力量较弱，且脉管的紧张度减弱、脉管内充盈度不足。

虚脉寸、关、尺三部均无力。

虚脉主各种虚证，但是具体是阴虚、阳虚、气虚还是血虚，需要结合其他症状来谨慎判断。

脉位较深的相似脉

沉脉、牢脉、伏脉三种脉皆位于沉位，区别在于沉脉位于筋骨处，重按才可获取；牢脉比沉脉深沉，但比伏脉稍浅，几乎贴着筋骨固定不移地搏动，且脉形较为弦长；伏脉在三者中最深沉，位于筋骨间，即使重按也不易得，必须贴着筋骨才能触及。

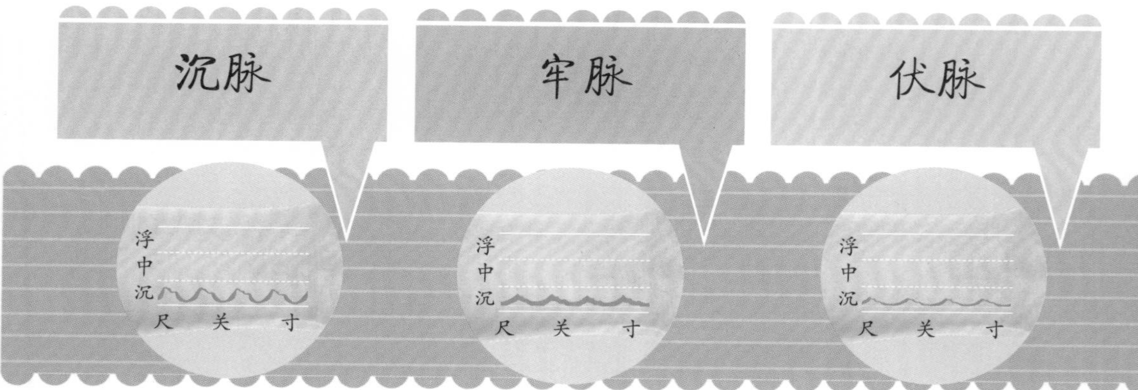

沉脉轻取不应，重按始得，举之不足，按之有余，如石沉水。

沉脉是里证的脉象。沉而有力是痰食寒邪积滞所致；沉而无力是阳气衰弱或气郁所致。

冬季若出现沉脉但至数正常，脉象从容平和，且无其他症状出现，可视为平脉。

牢脉脉形沉而实大弦长，轻取、中取均不应，沉取始得，坚着不移。牢脉脉势大、脉形长。

牢脉多主寒证、里证，亦主气闭、积热、顽痰、食积、瘀血等。

伏脉脉位比沉脉更深，需重按着骨方可应指，甚至伏而不现。多为休克的先兆或表明该人易患危急重症及疑难病。

伏而有力为实邪内伏，气血阻滞，症见气闭、热闭、寒闭、痛闭，以及痰食水饮阻滞或剧烈疼痛。伏而无力为久病体虚，阳虚欲绝。

脉搏跳动缓慢的相似脉

迟脉、缓脉、涩脉三种脉都比正常脉稍慢，区别在于迟脉一息只有三至；缓脉比迟脉略快，一息四至；涩脉的脉形偏细且短促，往来艰涩，因此脉率比正常脉稍慢。

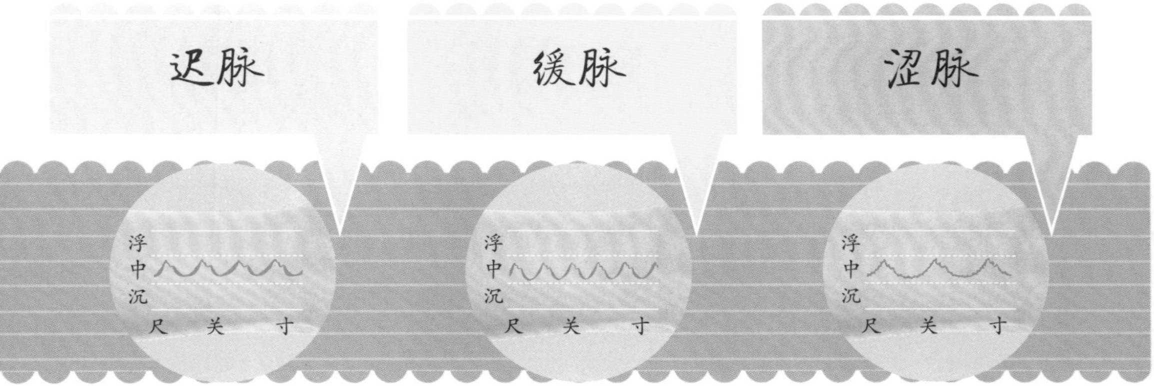

迟脉指脉来缓慢，一息不足四至（每分钟不足60次）。

浮、中、沉均可见迟脉。

迟脉大多与寒证有关，但是不拘泥于寒证。寒主凝滞，寒邪入侵导致气血运行受阻，在脉象上就表现为迟脉。邪热结聚，阻滞气血运行，也见迟脉，但迟而有力。

缓脉的脉象来去稍快于迟脉，一息四至，应指柔和舒缓，往来节律均匀。

缓脉有两种情况：一是平缓脉，可见于正常人；二是脉势纵缓，缓怠无力。缓脉多由脾虚或湿邪困阻所致。当出现缓脉时，有可能是脾虚了，要健脾养胃、助运化湿。

涩脉的脉象细而迟缓，往来艰难。涩脉脉体短而散漫，脉律与脉力不匀，应指如轻刀刮竹。

气滞、血淤、痰浊、饮食过度等实证都会导致脉象涩而有力。气血亏虚也会导致涩脉。

脉搏跳动偏快的相似脉

数脉、疾脉、滑脉、动脉四种脉的脉率都较快，区别在于数脉在一息之间，脉来超过 5 次；疾脉的脉率比数脉更快，一息七八至以上，相当于每分钟脉搏跳动 130 次以上；滑脉往来非常流畅，脉形圆滑而流利，如圆珠般反复旋转；动脉如豆般圆滑，脉象滑数而有力，但摇摆不定。

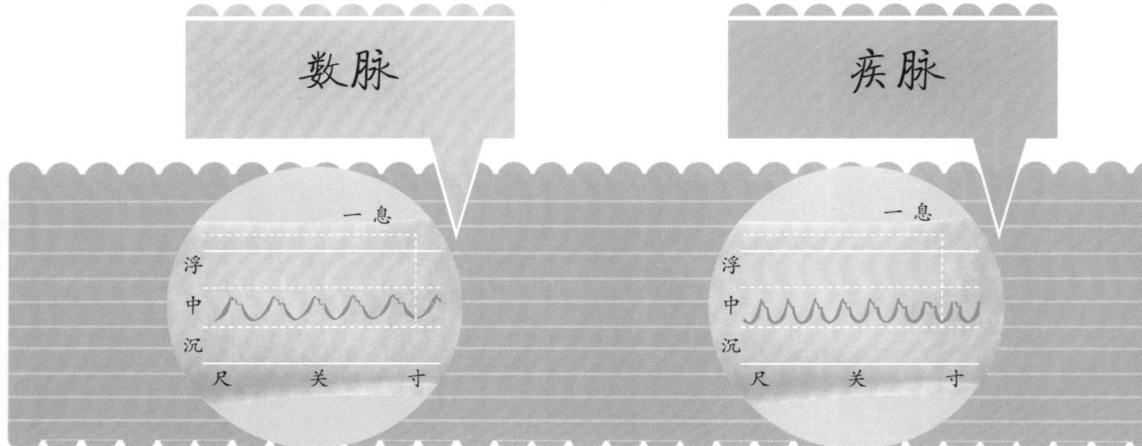

数脉指脉来急促，一息五六至（每分钟脉搏跳动 90 次以上），如疾马奔腾。

数脉呈条状，寸、关、尺皆有；浮、中、沉取皆可见数脉。

数脉大多与热证相关，有力为实热，无力为虚热；但也见于虚证，可见血虚、气虚。

疾脉是指脉搏跳动非常迅速，快到极致的情况，一般来说，一息七八至（每分钟脉搏跳动 130 次以上）。

疾脉多见于热病后期，阳热极盛，阴气欲竭；且脉率越快，脉位越浮，往往病情越重，预后越差。

口舌生疮是数脉体征的一种表现，说明体内有实热，治疗以清热解毒为主。

未成年人因其新陈代谢旺盛，出现数脉且无其他病症时多为正常现象。怀孕妇女如果出现疾脉，则多为临产的征兆。

滑脉

动脉

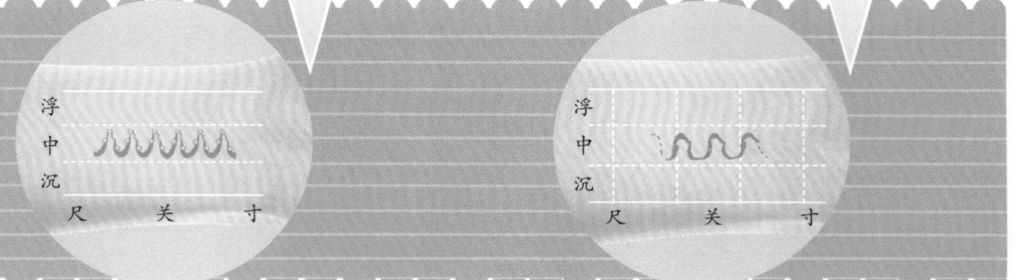

滑脉往来流利，如盘走珠，应指圆滑，往来之间有一种回旋前进的感觉。

滑脉多主痰证、食滞、实热证。

育龄妇女如果出现滑脉，且伴有停经、饮食有偏好等情况，则多为妊娠脉。

动脉是指脉来流利，形短如豆，频数而搏动有力的状态。

动脉多见于关部。

动脉是阴阳失和、气血冲动的表现，惊恐、气虚、血虚、亡精、津亏、各种痛证时可见动脉，亦可见于癥瘕积聚。

脉形细小、软弱无力的相似脉

濡脉、弱脉、微脉、细脉四种脉都属于细软无力的脉象，区别在于濡脉的脉位浮，轻取就能感觉到；弱脉的脉位沉，必须重按才能感觉到；微脉脉象模糊不清，若有若无，似绝非绝；细脉的脉形虽细小，却跳动明显，不像微脉模糊不清。

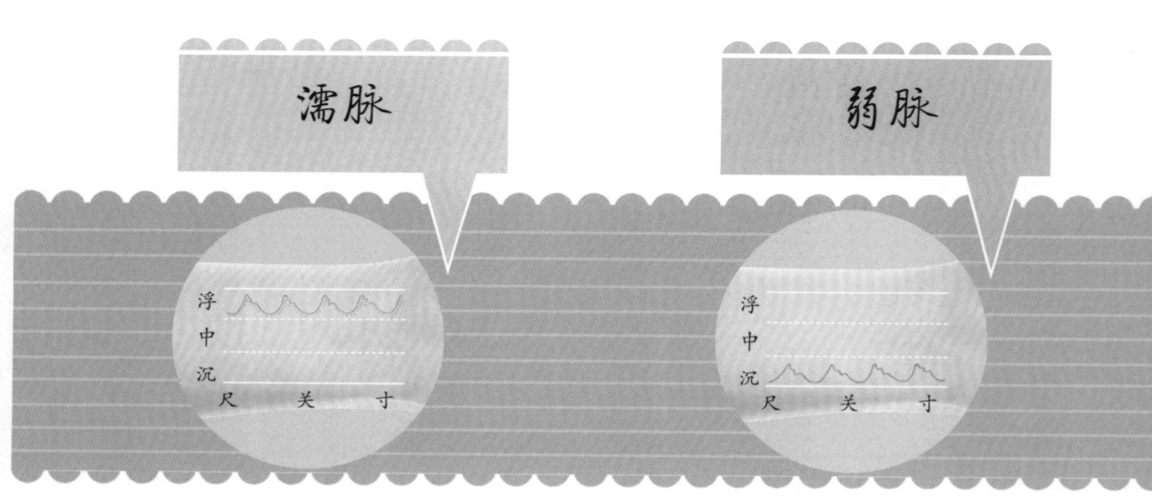

濡脉极软而浮细，就像帛在水中一样，用手轻摸有感觉，稍一用力则无。

濡脉主气血双亏，又主湿邪留滞。

弱脉指极软而细的脉，弱如老翁，且具有以下特点：一是脉形细，二是脉体软，三是脉位沉。

弱脉搏动部位在皮肉之下，深可至骨。

弱脉主阳气虚衰或气血俱衰。

刚生产的妇女或大病初愈的人如果出现濡脉，多是气血损伤的症候。此种情况，可在医生的指导下服用补气养血的药物缓解。如果平常人出现濡脉，是脾胃两虚的表现，即使暂时没有表现出不适，也应该加以重视。

老年人如果在秋冬季节出现细脉，且无其他症状时，多为正常现象。弱脉经常见于老年人，如果见于青少年或者青壮年，应该加以重视，找出原因并对症处理。

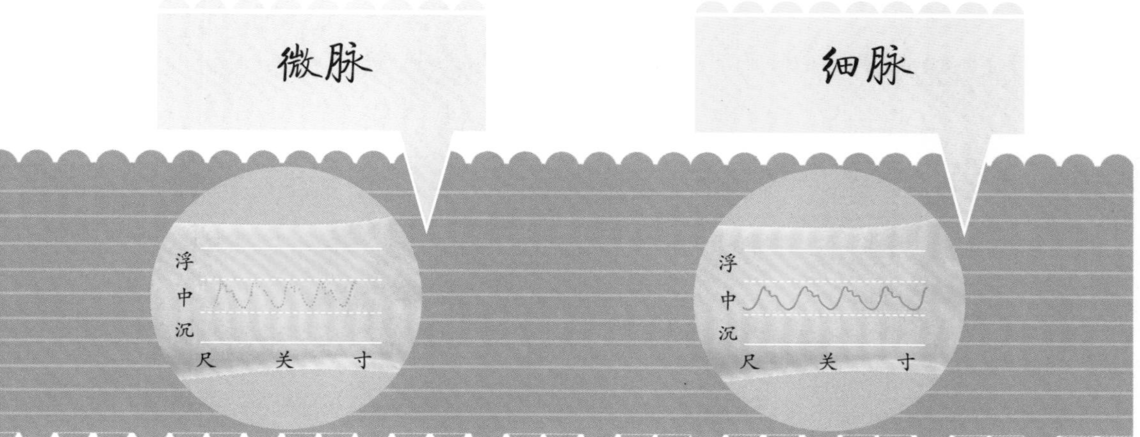

微脉极细极软，按之欲绝，若有若无，如水上浮油。与细脉相比，微脉脉形更细。

微脉是具有复合因素的脉象。

微脉为气血亏虚之候，多为气血不足、元阳亏损之兆。

男子“五劳”“六损”等症，或女子崩漏带下等症，均可见微脉。

细脉指脉细如丝线，应指明显，切脉指感为脉道狭小，细直而软，按之不绝。

细脉与微脉相比，脉形略显粗大。

细脉的形成多源于气血不足。

脉形有力而充实的相似脉

洪脉、实脉两种脉的脉象都是强盛有力，区别在于洪脉轻取时如波涛汹涌，沉取时反而略为衰弱；实脉虽不如洪脉狂急，但在浮取或沉取时，都极为有力。

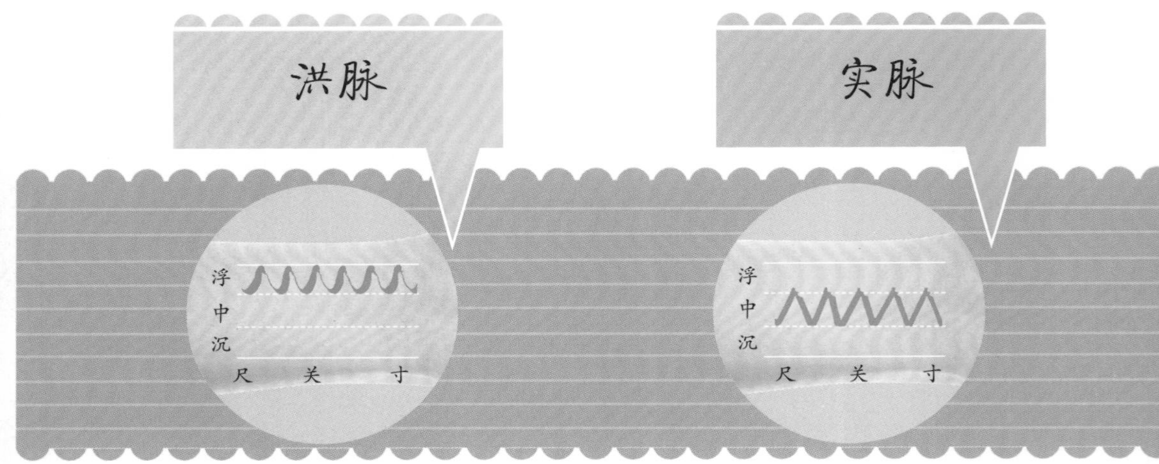

洪脉脉形宽大，来盛去衰，来大去长，应指浮大而有力，滔滔满指，呈波涛汹涌之势。

洪脉寸、关、尺皆有波动感。

洪脉多主热证，多种实火过盛都会导致洪脉。

实脉的特点是脉搏搏动力量强。

实脉可见于寸、关、尺三部，浮、中、沉三候均有力量。

实脉多主各种实证，临床上出现精神错乱、谵语、伤食、便秘等症状时，脉象大多为实脉。

搏动范围较小的相似脉

短脉、动脉二者在脉形上均有短缩之象，但短脉是形状短缩且涩常兼迟，不满三部；动脉“其形如豆”，常兼滑数有力。

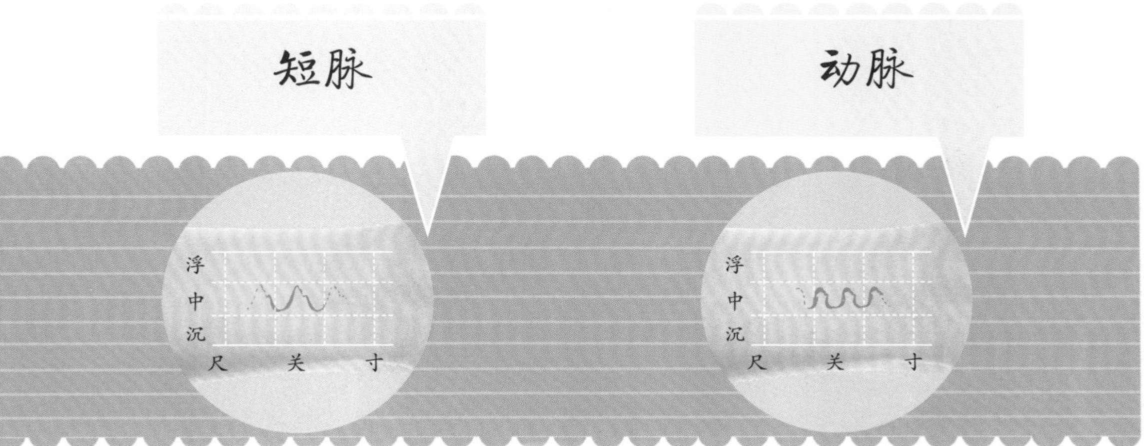

短脉是指脉管搏动的范围短小，呈现两头短缩的形态。

短脉，首尾俱短，常常仅出现于关部，在寸部或者尺部有短缩的感觉，有时在两个部位均有短缩的感觉。

短脉主阳气亏损、气滞血淤。

动脉是指脉来流利、频数而搏动有力的状态。

动脉形短如豆，多见于关部，无头无尾，厥厥动摇，有弹指感。

动脉是阴阳失和、气血冲动的表现，惊恐、气虚、血虚、亡精、津亏、各种痛证时多见动脉，亦多见于癥瘕积聚。

时断时续的相似脉

结脉、促脉、代脉三种脉都有突然歇止的脉象出现，区别在于结脉的脉象迟缓，每次歇止间隔没有规律，歇止时间较为短暂；促脉的脉象急而数，每次歇止间隔也没有规律，歇止时间也较为短暂；代脉比促脉迟缓，每到一定的时间就会突然歇止，每次歇止的时间较长。

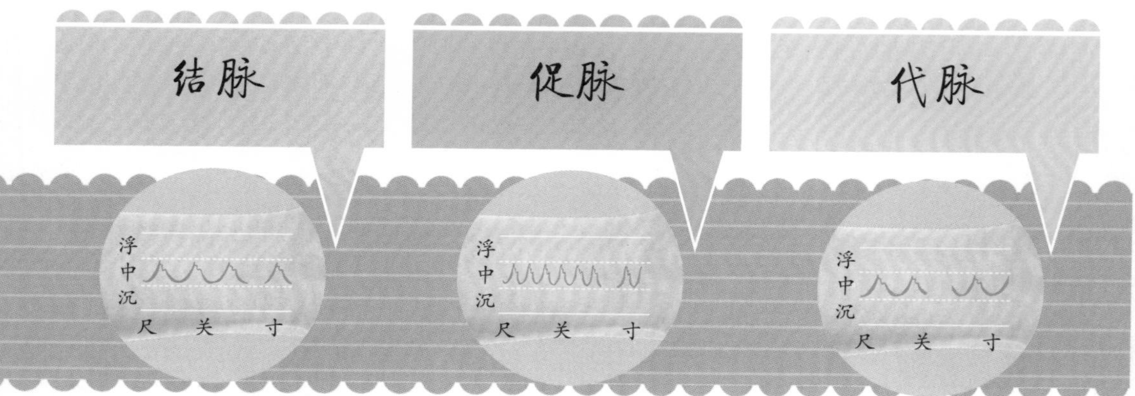

结脉的脉象是脉来迟缓，脉律不齐，有不规则的歇止。

结脉多与心脏病有关，冠心病、风湿性心脏病、甲亢性心脏病等在脉象上都可能表现为结脉。

促脉是指脉率较快或快慢不定，间有不规则的歇止，即脉来较促，时有中止，止无定数。

浮、中、沉均可见促脉。

促脉主阳盛实热或邪实阻滞之证，亦可见脏气衰败之证。

代脉的脉象特点是脉律不齐，有规则的歇止，歇止时间较长，脉势较软较弱。

代脉可见于心脏病患者，也可见于一些重症患者。

相对脉象的快速区分

用相对脉象对比的方法进行脉象的鉴别，在实践中被称为“对举法”。相对的两种脉象又被称为“对举脉”。本部分介绍了常见相对脉象及其区分方法。

脉位深浅相反的脉象

脉位深浅相反的脉象比较有代表性的是浮脉与沉脉。

浮脉脉位表浅，浮于皮肤表面，如水中浮木，轻取即得，重按反而不显。浮脉多主表证，浮而有力为表实，浮而无力为表虚。初病者如果出现浮脉，说明“疾在腠理”，此时外邪刚刚进入人体，体内正气较强，导致脉气鼓动于外；但是，久病之人如果出现浮脉，则说明阳气外散，是病危的征兆。

沉脉脉位较深，轻取不应，重按始得，举之不足，按之有余，如水沉石。沉脉多主里证，常见于慢性消耗性疾病等。如果身体水肿或肥胖，也会出现沉脉。另外，如果环境特别寒冷，也会导致脉象变沉。

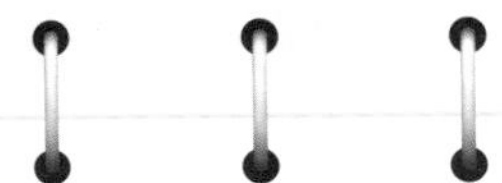

脉搏跳动速度相反的脉象

脉搏跳动速度相反的脉象比较有代表性的是迟脉与数脉。

迟脉跳动速度缓慢，一息脉动不足四至（每分钟不足 60 次）。迟脉多主寒证，即寒邪入侵导致气血运行受阻，在脉象上就表现为迟脉。剧烈的呕吐或者严重的疼痛时也可能出现迟脉。

数脉跳动速度要快于平脉，一息五至以上（每分钟 90 次以上），如疾马奔腾。数脉多主热证，脉象快而有力为实热，快而无力为虚热。气血亏虚时也可能出现数脉，应该根据其他症状综合考虑。

脉搏力量相反的脉象

脉搏力量相反的脉象比较有代表性的是虚脉与实脉。

虚脉搏动力量较弱，寸、关、尺三部均无力，浮、中、沉三候均无力量，是脉管的紧张度减弱、脉管内充盈度不足的体现。虚脉主各种虚证，多见于脏腑虚弱或者血虚，应该结合其他症状综合考虑。

实脉搏动力量强，寸、关、尺三部及浮、中、沉三候均有力量，是脉管紧张度增强、脉管内较为充实的体现。实脉多主各种实证，大多是病邪刚刚进入人体，正气奋起抵抗，导致脉管中血液充盈，力量较强。

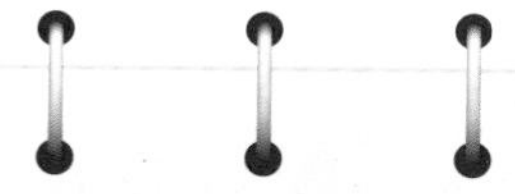

通畅度相反的脉象

通畅度相反的脉象比较有代表性的是滑脉和涩脉。

滑脉往来流利，如盘走珠，应指圆滑，往来之间有一种回旋前进的感觉。如果女性停经两三个月出现滑脉，可能为受孕征象。滑脉多与痰湿、实热相关。如果正常人脉象缓和，稍有滑脉迹象，且无其他症状，一般可视为正常。

涩脉往来艰涩，脉象细而迟缓，脉体短而散漫，脉律与脉力不匀，应指如轻刀刮竹。气滞、血淤、痰浊、饮食过度等实证都会导致涩脉，气血亏虚会导致涩而无力，应该根据各方面的症状综合考虑后再作定论。

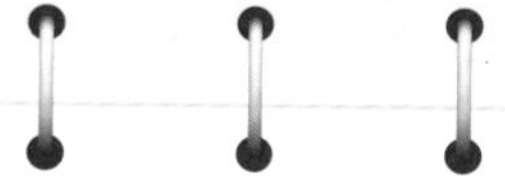

脉体大小和气势均相反的脉象

脉体大小和气势相反的脉象比较有代表性的是洪脉和细脉。

洪脉最大的特点就是脉体洪大，感觉脉搏跳动好像占满了整个接触部位，脉搏来时有力、去时缓和。洪脉多主热证，多种实火过盛都会导致洪脉。久病之人如出现洪脉，应该予以重视。

细脉脉形细小，软弱无力，切脉指感为脉道狭小，细直而软，按之不绝。细脉的形成多源于气血不足或者诸劳虚损，应该根据其他症状综合后再作定论。

脉体长短相反的脉象

脉体长短相反的脉象比较有代表性的是长脉和短脉。

长脉脉体较长，其脉动的应指范围超过寸、关、尺三部。长脉主阳证、实证和热证。值得注意的是，如果身体比较强壮，或者夏季天气十分炎热，或者长期处于温度较高的环境中，往往也会导致长脉的出现。如果没有遗传性疾病或者基础疾病，并且没有其他症状，可以视为正常情况。但也要注意防暑降温，避免出现严重问题。

短脉脉体较短，没有达到寸、关、尺三部的长度。短脉主气虚不足，如气虚、气郁、气滞、气逆皆可见短脉。值得注意的是，在很多地区，特别是四季分明的地区，立秋之后，由于人体的气血收引，许多人也会出现短脉的现象。此时如果没有其他症状，且脉象平稳和缓，则可视为正常。

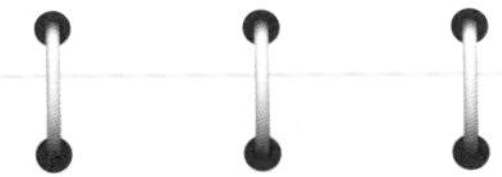

脉体紧张度相反的脉象

脉体紧张度相反的脉象比较具有代表性的是紧脉与缓脉。

紧脉脉体紧张有力，如牵绳转索，或按之左右弹指，就像按在了一根紧绷且又互拧的绳子上，指感紧绷有力，且有旋转绞动或左右弹指的感觉。紧脉多见于风寒搏结的实寒证、痛证和宿食内阻等。很多传染性疾病，如流行性感冒、流行性腮腺炎等也会出现紧脉。

缓脉脉体柔和舒缓，往来节律均匀。缓脉有两种情况，一是平缓脉，可见于正常人；二是脉势纵缓，缓怠无力，如微风拂柳。缓脉多由脾虚或为湿邪困阻所致。对于脾虚导致的缓脉，可服用健脾益气的中药；对于湿邪困阻导致的缓脉，可服用祛湿健脾类中药。无论哪种情况，都应该在严格执行医嘱的前提下服药调理。日常应积极进行体育锻炼，保持愉悦的心情，同时避免食用辛辣刺激或者油腻的食物。

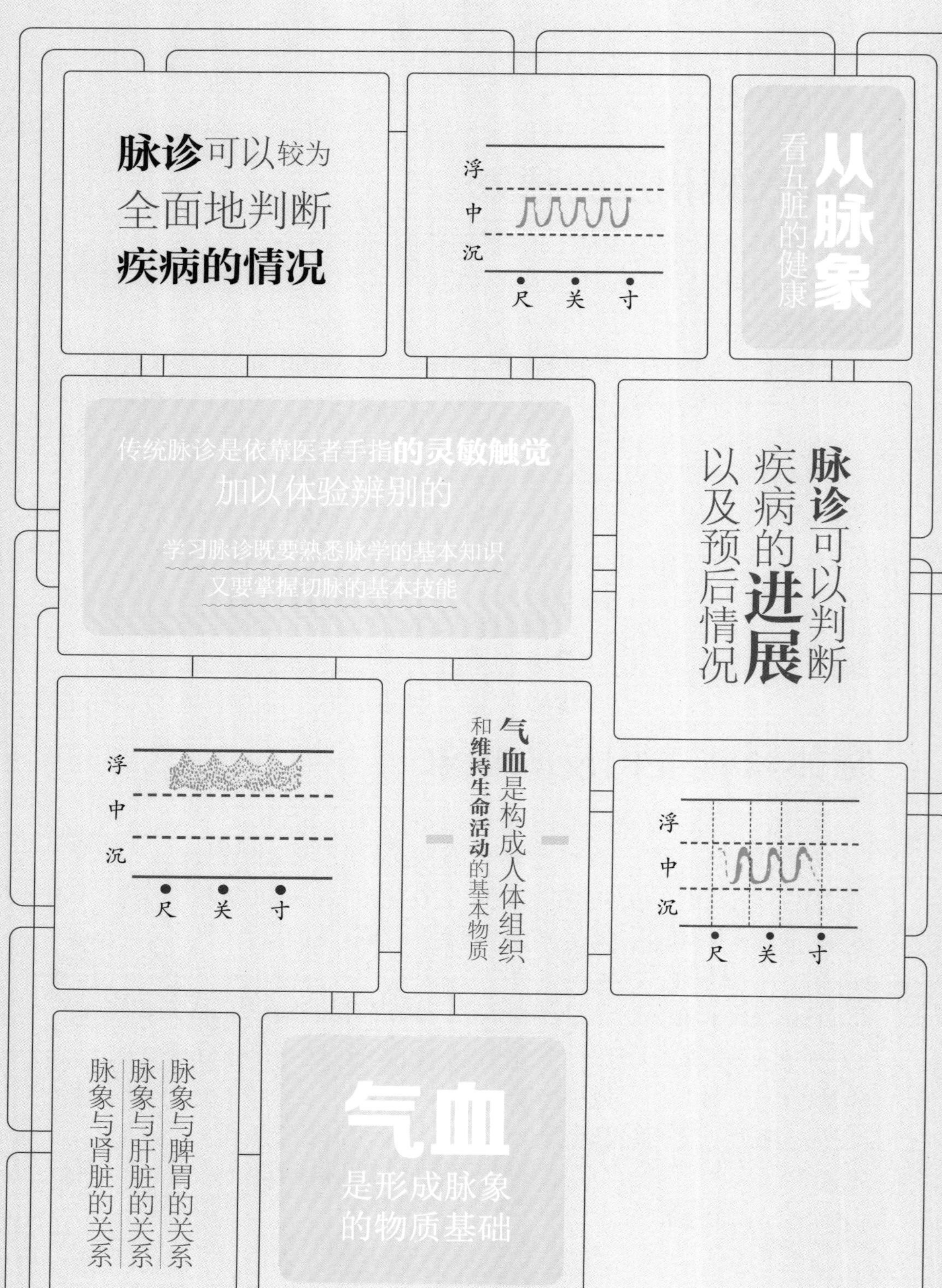
脉诊可以较为全面地判断疾病的情况
浮
中
沉
尺 关 寸
从脉象看五脏的健康
传统脉诊是依靠医者手指的灵敏触觉加以体验辨别的
学习脉诊既要熟悉脉学的基本知识
又要掌握切脉的基本技能
脉诊可以判断疾病的进展以及预后情况
浮
中
沉
尺 关 寸
气血是构成人体组织和维持生命活动的基本物质
浮
中
沉
尺 关 寸
脉象与脾胃的关系
脉象与肝脏的关系
脉象与肾脏的关系
气血是形成脉象的物质基础

第四章

特殊脉象轻松诊断

在现实生活中，脉象的变化总会受到时节以及身体状况的影响。同样，有一些特殊人群的脉象也需要我们特别注意。例如，怀孕妇女往往会出现滑脉；婴幼儿寸口部位狭小，所以脉象多为寸脉明显，而关部、尺部往往合而为一。即便是最常见的平脉，也会因为年龄和性别的不同而出现细微的差别。因此，我们在进行脉诊时，对于特殊人群以及特殊脉象应该谨慎鉴别，这样才能更好地发现身体存在的问题，并有针对性地进行调养。

真脏脉的诊断

真脏脉是在疾病危重期出现的脉象，是五脏衰竭在脉口的反映。真脏脉的特点是无胃、无神、无根，多为病邪深重、元气衰竭、胃气已败的征象，又称“败脉”“绝脉”“死脉”“怪脉”。根据真脏脉的主要形态特征，大致可以分为无胃之脉、无根之脉、无神之脉三类。

无胃之脉

无胃气的脉象以无冲和之意，应指坚搏为主要特征。脉来弦急，如循刀刃，称“偃刀脉”；脉动短小而坚搏，如循薏苡子，为“转豆脉”；急促而坚硬，如指弹石，称“弹石脉”。临床提示邪盛正衰，胃气不能相从，心、肝、肾等脏气独现，是病情危重的征兆之一。

无根之脉

无根之脉以虚大无根或微弱不应指为主要特征。若浮数之极，至数不清，如釜中沸水，浮泛无根，称“釜沸脉”，为三阳热极、阴液枯涸之候；脉在皮肤，头定而尾摇，似有似无，如鱼在水中游动，称“鱼翔脉”；脉在皮肤，如虾游水，时而跃然而去，须臾又来，伴有急促躁动之象，称“虾游脉”。均为三阴寒极、亡阳于外、虚阳浮越的征象。

无神之脉

无神之脉以脉率无序，脉形散乱为主要特征。如脉在筋肉间连连数急，三五不调，止而复作，如雀啄食之状，称“雀啄脉”；如屋漏残滴，良久一滴者，称“屋漏脉”；脉来乍疏乍密，如解乱绳状，称“解索脉”；浅显于肌表，细微至甚，有出无入，搏动凌乱如麻子，称“麻促脉”。以上脉象主要由脾（胃）、肾阳气衰败所致，提示神气涣散，生命即将告终。

通过不断研究和临床实践，目前医学界对真脏脉亦有了新的认识。其中有一部分是心脏器质性病变所造成的，且由于目前医疗技术要比古代发达得多，即便出现真脏脉，也不一定为“无药可救”的死证。因此，当患者出现真脏脉时，医患双方不要丧失信心，而应更加谨慎地探明病因，全力救治。

常见的真脏脉及其脉象特征和所主疾病如下表所示：

名称	脉象特征	主病
釜沸脉	脉来极数，轻取即应，滑利无力，重按脉搏消失，脉律基本规整，无疏密表现	主三阳热极、亡阳之候，多见于器质性心脏病
鱼翔脉	初发时脉率极数，脉体清晰，可明确切知脉搏的起落变化，继而脉搏逐渐减弱或忽然减弱，脉搏表浅，浮而无力，稍按即无，或似有似无	主三阴寒极、亡阳之候，多见于严重心律失常之垂危之象
虾游脉	脉来应指浮而无力，脉位表浅，稍按则无，脉率极数（每分钟 160 次以上）。其特点主要有：脉位浮在皮肤，如虾游水面之浅；脉来甚急，搏动无力而隐约可见；时而跃然而去，杳然不见	主大肠气绝，属危症脉象，多见于严重心律失常，如阵发性心动过速等
屋漏脉	脉来良久一至，脉搏频率缓慢，形似屋漏水状，应指三部脉丰满有力，浮、中、沉取均应。一息二至（每分钟 40 次以下），脉率多较规整。脉来极为迟缓，脉位在筋肉之间	主胃气营卫俱绝之候，多见于房室传导阻滞、严重的风湿性心瓣膜病和冠心病等
雀啄脉	其特征有：连连数急，三五不调等；突然歇止，良久复来，反复发作	主脾胃之气已绝，多见于严重器质性心脏病
解索脉	脉来快慢不等，节律紊乱，脉力强弱不等，脉象散乱不齐，如解乱绳状。这是一种时快时慢但无规律、散乱无序的脉象	主肾与命门之气皆亡，常见于风湿性心脏病、病窦综合征、房颤等
弹石脉	脉来应指急速，脉管坚硬，如切筋腱，脉多沉实，弹性极差，如指弹石，来迟去疾，毫无缓和柔软之象	为肾经真脏脉，多为动脉血管硬化、心肌梗死的表现
偃刀脉	脉在皮肉之间，如循刀刃，浮之小急，按之坚大而急，其数无准	为肝之真脏脉，主心血不足，肝阴枯竭
转豆脉	脉形如豆，周旋辗转，如循薏苡子之状，来去不定，并无息数	为心之死脉，可见于多种危重病人心律失常之时
麻促脉	脉在筋骨之间，细微至甚，如麻子般纷乱	为卫气枯、荣血涩之脉

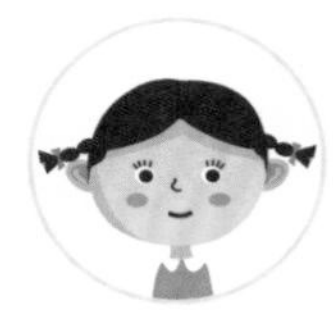

诊小儿之脉

诊小儿脉与诊成人脉有所不同。小儿寸口部位狭小，难以区分寸、关、尺三部。再则小儿就诊时容易惊哭，惊则气乱，气乱则脉无序，故难以诊察。因此，儿科诊病注重辨形色、审苗窍（鼻、目、口唇、舌、耳等器官）。后世医家有一指总候三部的方法，这是诊小儿脉的主要方法。

诊小儿脉的方法

一指总候三部的诊脉法简称“一指定三关”。操作方法是：用左手握住小儿手，对 3 岁以下的小儿，可用右手拇指按于小儿掌后高骨部脉上，不分三部，以定至数为主；亦有用食指直压三关，或用食指拦度脉上而辗转以诊之。对 4 岁以上的小儿，则以高骨中线为关，以一指向两侧滚转寻查三部。7~8 岁小儿，则可挪动拇指诊三部。对 9 ~15 岁的儿童，可以次第下指，依寸、关、尺三部诊脉。对 15 岁以上的未成年人，可按成人三部诊脉法进行辨析。

正常小儿脉象特点

由于小儿脏腑娇嫩，形气未充，且又生机旺盛，发育迅速，故正常小儿的平和脉象，多较成人脉软而速，年龄越小，脉搏越快。若按成人正常呼吸定息，2~3 岁小儿，一息脉动 6~7 次为常脉；5~10 岁的小儿，一息脉动 6 次为常脉，一息脉动 4~5 次为迟脉。

小儿病脉

由于小儿疾病一般比较单纯，故其病脉也不似成人那么复杂，主要以脉的浮、沉、迟、数来辨病证的表、里、寒、热，以脉的有力、无力来定病证的虚、实。浮脉多见于表证，浮而有力为表实，浮而无力为表虚；沉脉多见于里证，沉而有力为里实，沉而无力为里虚；迟脉多见于寒证，迟而有力为实寒，迟而无力为虚寒；数脉多见于热证，浮数为表热，沉数为里热，数而有力为实热，数而无力为虚热。此外，痰热壅盛或食积内停可见滑脉；湿邪为病可见濡脉；心气、心阳不足可见歇止脉。

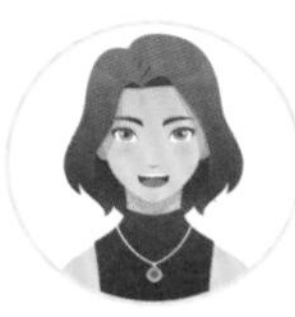

诊妇人之脉

因为女性有月经、怀孕、生产等特殊生理阶段，这些特殊生理阶段的脉诊也具有一定的特殊性。

诊月经脉

经期或经期前后脉象滑利，属于正常脉象。若脉象弦数或滑数有力，多为实热证，说明冲任不足。脉细数者，多为血热伤津，阴亏血少。脉沉细而涩，多为肝肾亏损，精血不足，血海空虚。脉沉涩而不细者，多为气滞血淤，冲任不畅。若脉虚大而芤，则多为气脱血崩，要引起高度注意。

诊妊娠脉

已婚妇女平时月经正常，突然停经，脉来滑数冲和，兼饮食偏嗜好者，多为妊娠之征。《素问·阴阳别论》记载："阴搏阳别，谓之有子。"《素问·平人气象论》记载："妇人手少阴脉动甚者，妊子也。"指出妇人两尺脉搏动强于寸脉或左寸脉滑数动甚者，均为妊娠之征。尺脉候肾，胞宫系于肾，妊娠后胎气鼓动，故两尺脉滑数搏指，异于寸部脉者为有孕之征。

诊临产脉

临产妇人可出现不同于平常的脉象，其脉多浮，或脉数而滑或紧，称"离经脉"。孕妇在平时无脉的中指中节或本节的两旁出现脉搏跳动，即是临产之征。

脉证顺逆与从舍

脉，即脉象。脉象是人体的健康状况以及疾病发生、演变情况的客观反映。证，即症候，是疾病发生和演变过程中某阶段本质的反映，是一组相关的症状，说明病因、病机、病位、病性和病势，是人体生命活动状态的划分。由于人体状况较为复杂，病情也往往较为多样，因此实践中经常会出现脉与证不符甚至相悖的情况。

脉证顺逆

在脉诊实践中，脉与证一致时被称为“顺”，反之则被称为“逆”。例如，风寒感冒初期，脉象浮而有力，反映出此时人体虽然受到寒邪入侵，但体内仍然处于“邪不胜正”的阶段，脉证相合，为顺证；久病之人如果出现微脉或者细脉，说明人体十分虚弱，脉证相合，亦为顺证；新病之人如果出现微脉、细脉等脉象，说明此人虽患病时间不久，但正气衰微，为逆证；久病之人若出现实脉、洪脉等脉象，说明此时人体内病情可能在不断加重，亦为逆证。

脉证从舍

脉证相逆时，必然会存在“脉真证假”或“脉假证真”的情况。面对这种情况，我们应该认真分析、谨慎抉择，或舍脉从证，或舍证从脉。

舍脉从证：在证真脉假的情况下，必须舍脉从证。例如，阳明腑实证见迟脉，患者发热、腹胀满、大便燥结、疼痛拒按、舌红苔黄厚而燥，脉迟，乃因热与燥屎结于阳明大肠，出现阳明实热证的真象。由于实热内结，阻滞血脉运行，而出现迟脉的假象，故应舍脉从证。

舍证从脉：在证假脉真的情况下，应舍证从脉。例如，热厥证见四肢厥冷，患者发热、胸腹大热，脉滑数，乃因邪热深伏，阳气内郁，格阴于外，而出现四肢厥冷的假象，故应舍证从脉。

脉有从舍，说明脉象只是疾病临床表现的一个方面，因而不能把它作为诊断疾病的唯一依据。只有四诊合参、谨慎抉择，才能从舍得宜，从而做出正确的诊断。

特殊病脉的转变诊断

在脉诊实践中，经常会遇到很多特殊的病脉。这些特殊病脉的转变诊断对于了解患者的病情、帮助医生制订正确的治疗方案，以及推测患者的预后情况有着十分重要的意义。本部分介绍了几种特殊病脉及其转变诊断的办法。

脉骤停

脉象：所谓脉骤停，就是脉搏在快速跳动时突然消失，但是在较短时间后又逐渐恢复的现象。

形成原理：脉骤停的原因主要包括以下几种：气血阴阳无法相接、正气虚极、心阳暴脱、血脱、上脱、下脱等。

主病：在诊疗实践中，脉骤停多与心脏疾患有关，但有时锑中毒以及严重的腹泻、呕吐、失血也会导致脉骤停，应该四诊合参进行判断，必要的时候还要结合现代医学检测手段确定病因。

脉转不柔和

脉象：脉象较硬，又称“无胃之脉”。

形成原理：多因正气衰微所致。

主病：多主病情危重，预后不佳。

脉沉见起

脉象：即原本脉沉，但是经过医生一段时间治疗之后，脉象渐浮。

形成原理：体内邪气逐渐发散至体表。

主病：病情有所好转，尤其是对于慢性病患者而言，脉沉见起大多预示疾病有实质性的好转。

脉濡转紧

脉象：脉象原本松弛，但是随着病情变化，变为弦紧。

形成原理：多为寒邪入侵所致；若病为水湿所致，则是湿气发散导致此脉象出现。

主病：多主寒邪类疾病；若水湿为病，则是病情好转的征兆。

脉出

脉象：在介绍“脉出”的脉象之前，首先要了解“脉出”的前提是无脉。

所谓无脉指的是患者在一段时间内，单手或者双手寸、关、尺三部，浮、中、沉取均无脉，但尚有心跳和呼吸的情况。

无脉与脉骤停的区别是无脉状态持续时间的长短。无脉持续时间少则十多分钟，多则数十小时；脉骤停的持续时间少则数秒，多则数分钟。

脉出分为“脉暴出”和“脉渐出”两种情况。脉暴出，即4小时之内脉搏重新出现，且脉搏十分明显；脉渐出，即12小时或者24小时之后，脉搏渐渐出现，且由弱至强，逐渐明显。

形成原理：脉暴出多是正气暴脱、真气脱越于外所导致。脉渐出多是体内正气逐渐强大、邪气逐渐减退所致。

主病：在实践中，脉暴出大多见于久病之人，是病情极其危险甚至濒死的征兆；脉渐出则是身体状况有所好转的征兆。值得注意的是，如果患者因失血或者体液流失导致无脉，在输血或者输液后出现脉暴出，多表明身体状况有所改善。

脉转不静

脉象：即脉有数脉特征，且脉诊时，有脉动在指下搏击的感觉，甚至有抬举性的搏动。

形成原理：多因体内正邪相抗或血热妄行或气不摄血导致。

主病：若体内正邪相抗导致的脉转不静，大多是身体状况有所好转的征兆；若血热妄行或气不摄血导致的脉转不静，大多会有出血症状，应该提高警惕。

脉转大

脉象：脉原本不大，但是随着病情加重，脉转大，甚至转为洪脉。

形成原理：阳气浮越所致。

主病：说明病情加重，尤其是久病之人出现此种脉象，多属危重症，应该提高警惕。

脉转小

脉象：原本脉不细，但是随着病情变化，脉转为细小。

形成原理：气血损伤或者邪气渐退而正气尚虚所致。

主病：脉转小大多说明病情有所好转。

弦转软

脉象：脉象由弦脉转为柔和。

形成原理：多为胃气渐复所致。

主病：说明疾病有所好转。

脉转短

脉象：随着病情变化，脉搏由正常变为不足三部。

形成原理：多为气血不足或者脏气不足所致。

主病：脉转短同时伴随病情危重或谵语，则提示病情十分危险，需要提高警惕。

脉紧实转微

脉象：脉象较为紧实，但随着身体状况的变化变得较为微弱，甚至似有似无。

形成原理：多为气血大虚所致，也有可能是邪气已退、正气尚弱所导致。

主病：病情危重或者渐愈，应结合其他情况进行综合判断。

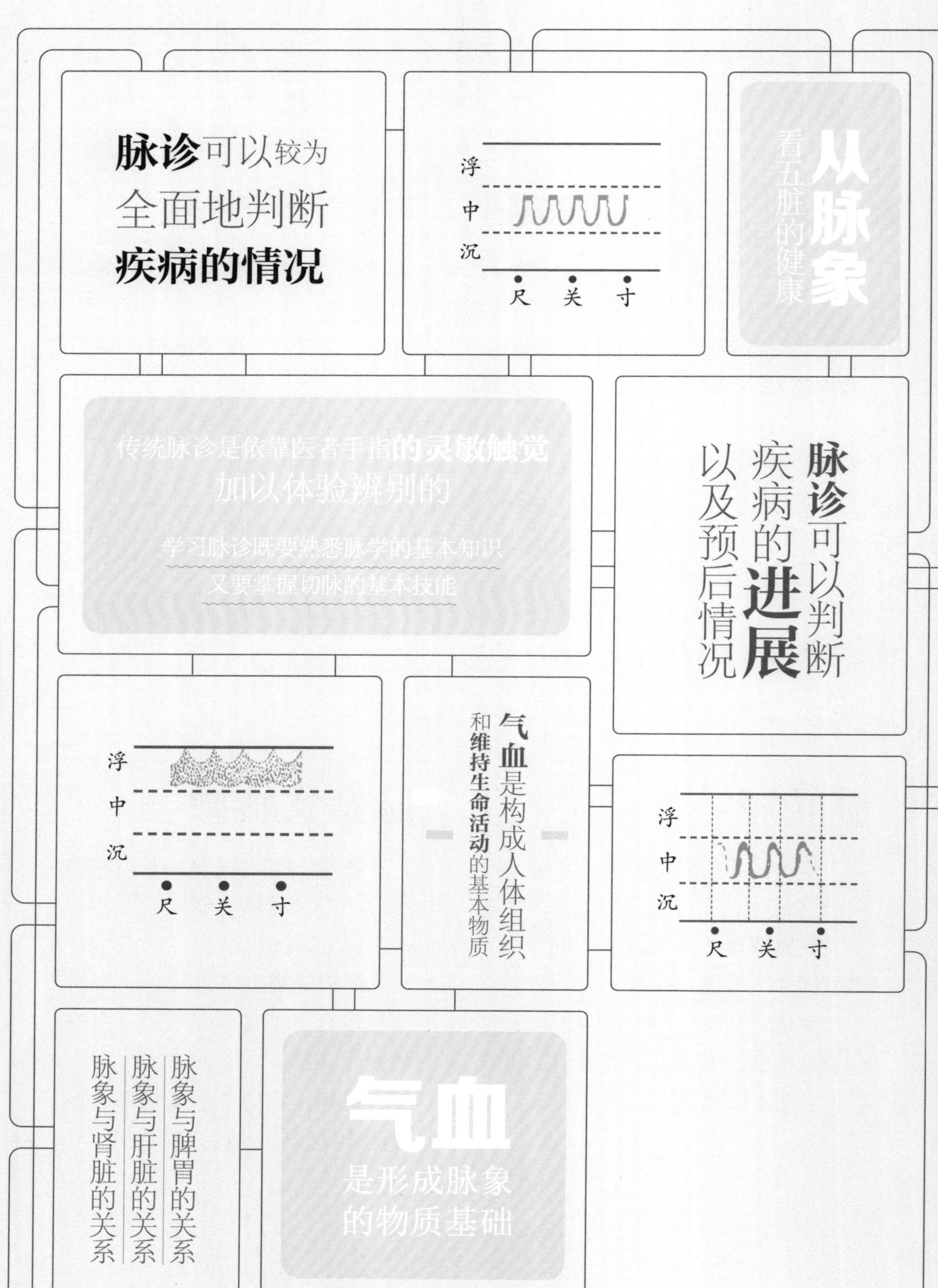
脉诊可以较为
全面地判断
疾病的情况
浮
中
沉
尺 关 寸
从脉象
看五脏的健康
传统脉诊是依靠医者手指的灵敏触觉
加以体验辨别的
学习脉诊既要熟悉脉学的基本知识
又要掌握切脉的基本技能
脉诊可以判断
疾病的进展
以及预后情况
浮
中
沉
尺 关 寸
气血是构成人体组织
和维持生命活动的基本物质
浮
中
沉
尺 关 寸
脉象与脾胃的关系
脉象与肝脏的关系
脉象与肾脏的关系
气血
是形成脉象
的物质基础

第五章

常见病的诊疗法

前面我们对脉诊的技巧、方法以及各种脉象都有了初步的了解，本章则详细讲解多种常见病的脉诊、面诊和舌诊的方法，同时介绍一些中医调理和日常养护方法。读者可以参照本书，依实际情况不断摸索和练习，将脉诊运用到实践中。

呼吸系统疾病

感冒

感冒，俗称“伤风”，相当于西医的普通感冒、急性上呼吸道感染，四季皆可发，以冬春两季较为多见，邪毒由口鼻或皮毛而入，病程较短，一般 3~7 日可痊愈。

脉诊法

脉浮紧，多为风寒袭表所致；脉浮数，多为风热犯肺所致；脉濡数，多为暑邪袭表所致；脉浮弱，多为体虚和外感风寒所致。

脉浮紧

脉浮数

脉濡数

脉浮弱

舌诊法

风热感冒：舌苔薄黄、质腻，舌尖微红；风寒感冒：舌苔白。

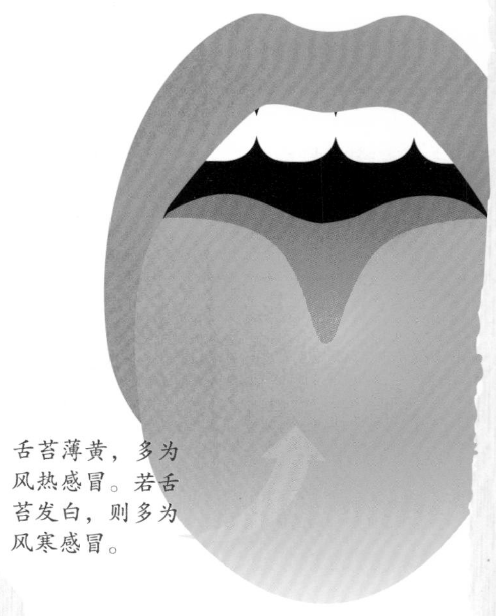

舌苔薄黄，多为风热感冒。若舌苔发白，则多为风寒感冒。

感冒的临床症状和病因

临床主要表现为鼻塞、流涕、打喷嚏、恶寒、发热、头痛、全身不适等。部分患者病及脾胃，从而表现出胸闷、恶心、呕吐、食欲减退、大便稀溏等症状。感冒多是因感受风邪，引起肺卫功能失调而导致的。

感冒这样调养

感冒期间应注意起居饮食，避免受寒；少去公共场所，以免传染他人。注意多饮热水；饮食宜清淡，禁食辛辣刺激、油腻肥甘的食物。禁止吸烟、饮酒。注意情绪的调节，保持平和心态。

 艾灸疗法

艾灸大椎穴

感冒时如果感到四肢发凉、肩背冷痛、身体虚弱，可艾灸大椎穴。用艾条温和灸大椎穴 10 分钟，可祛风散寒，有效提高机体免疫力，缓解感冒症状。

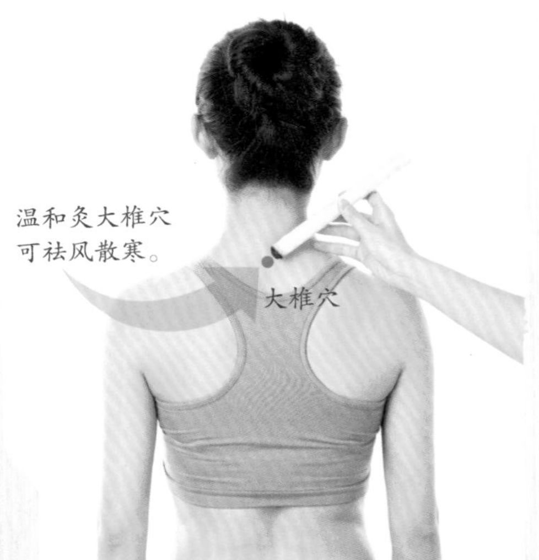

温和灸大椎穴可祛风散寒。

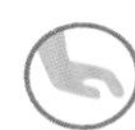 按摩疗法

按摩风池穴、太阳穴[①]等

感冒早期，通过按摩相关穴位可有效缓解感冒症状。按摩风池穴、太阳穴等穴位，具有疏风散寒的作用，可增强机体免疫力，防治感冒。

①文中提到多个穴位时，本书不便一一标注，只标注其中个别穴位。

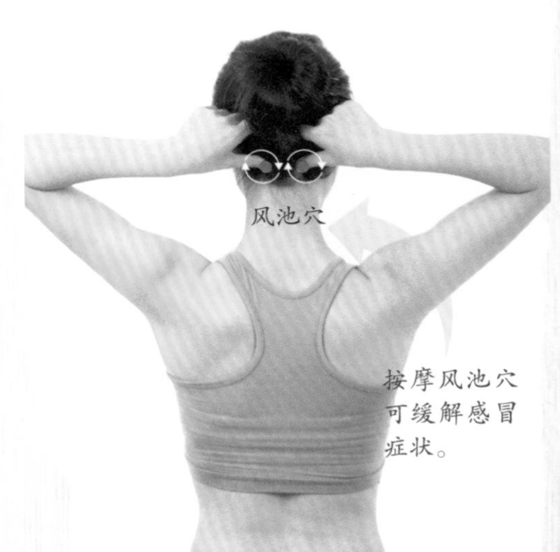

按摩风池穴可缓解感冒症状。

咽炎

咽炎，中医称为“喉痹”，是指咽部黏膜和淋巴组织的炎性病变。根据发病时间和症状的不同，分为急性咽炎和慢性咽炎两种。

脉诊法

脉浮数，多为风热外侵所致；脉浮紧，多为风寒袭肺所致；脉洪数，多为肺胃热盛所致。

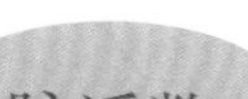

脉浮紧

脉洪数

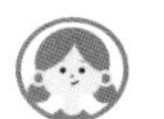 面诊法

严重咽炎多会导致面部肿胀。

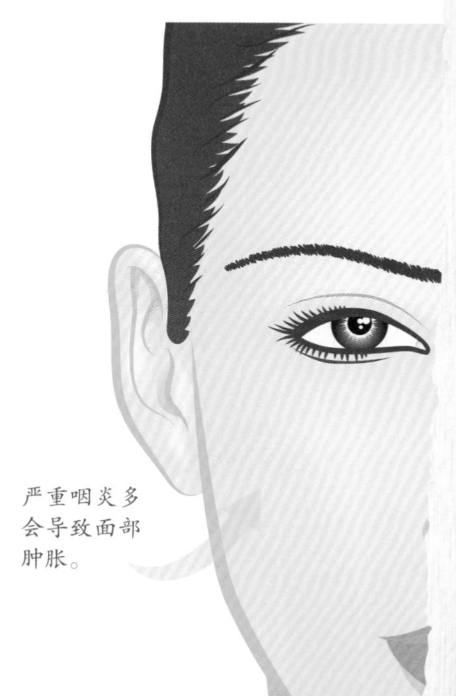

严重咽炎多会导致面部肿胀。

咽炎的临床症状和病因

临床表现为咽部不适，有异物感，咽部分泌物不易咯出，咽部有痒感、烧灼感、干燥感或刺激感，还可有微痛感。急性咽炎常为病毒、细菌引起，冬春季较为多见，而慢性咽炎则是急性咽炎反复发作导致的。

咽炎这样调养

咽炎，特别是慢性咽炎患者应遵循“三分治，七分养”的原则。日常饮食中，应不食辛辣刺激、油炸、腌制食物；多吃富含维生素，以及清热、利咽、消渴的食物等。戒烟、戒酒。平时应该多锻炼身体，增强抵抗力。

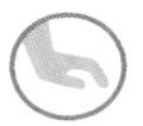

按摩疗法

按摩经渠穴

按摩经渠穴对咳嗽、咽喉肿痛具有很好的缓解作用。

此外，按摩经渠穴对于缓解支气管炎、肺炎、扁桃体炎等引起的咽喉肿痛也有一定效果。

按摩经渠穴可缓解喉部不适。

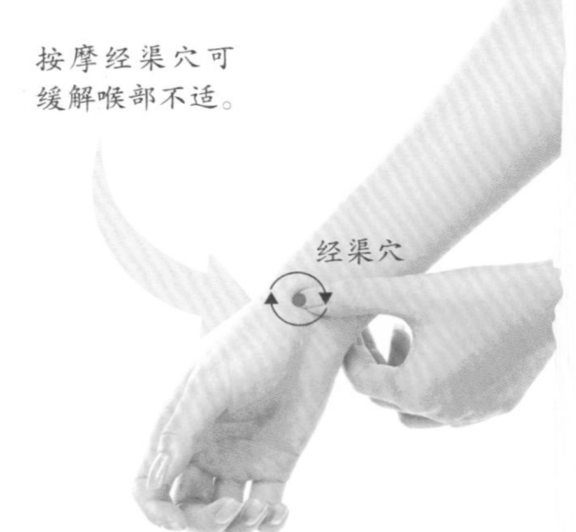

药膳疗法

百合银耳香蕉汤

百合、泡发银耳各30克，香蕉1根，枸杞子、冰糖各适量。香蕉去皮，与百合、泡发银耳、枸杞子一起加清水煎煮，最后放入适量冰糖调味。此汤养阴润肺，适合咽炎患者服食。

此汤可养阴润肺，缓解咽炎引起的不适。

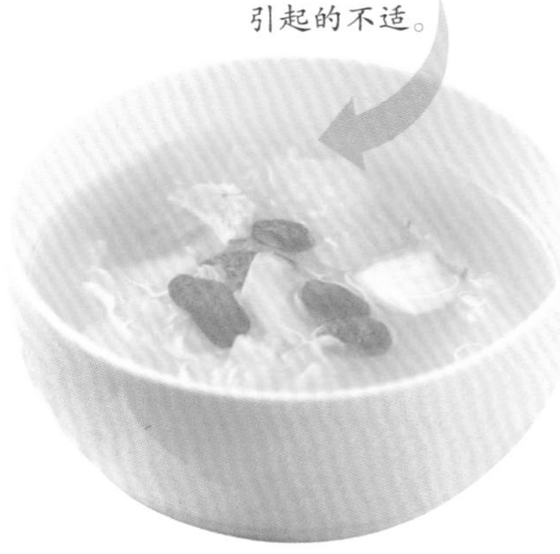

扁桃体炎

扁桃体炎，中医称为“乳蛾”，是腭扁桃体的一种非特异性急性炎症，常伴有一定程度的咽黏膜及咽淋巴组织的急性炎症。

脉诊法

脉象浮数，可能是外邪聚喉核（扁桃体）导致的。治疗方法应以疏风清热、利咽消肿为主。

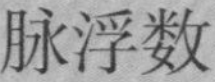

舌诊法

舌象可表现为舌质红，舌苔薄黄。

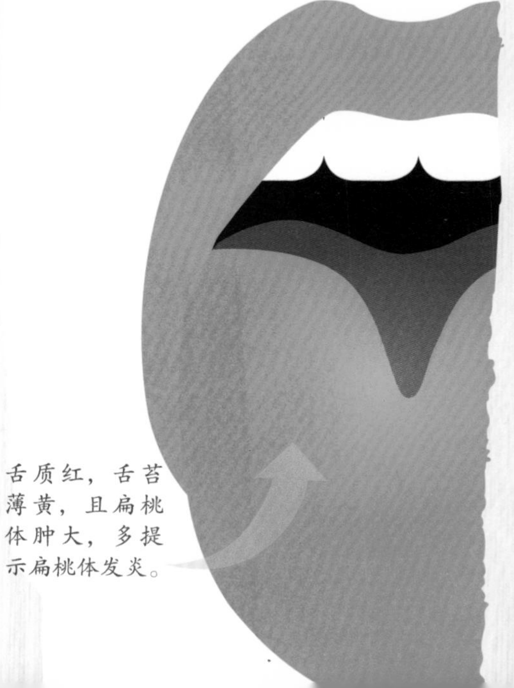

舌质红，舌苔薄黄，且扁桃体肿大，多提示扁桃体发炎。

扁桃体炎的临床症状和病因

发病急者，咽部疼痛剧烈，痛连耳窍，吞咽时加剧，伴高热、恶寒、头身疼痛。病久不愈者，咽干痒，吞咽不利，咽部有异物感或咽痛、发热。慢性扁桃体炎多是由急性扁桃体炎没有得到正确及时地治疗而导致的。

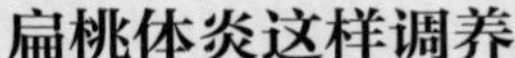

扁桃体炎这样调养

饮食宜清淡，忌食辛辣刺激、生冷的食物。戒烟、戒酒。注意口腔卫生，饭后、睡前用淡盐水漱口。日常要进行适当的体育锻炼，以增强自身抵抗力。扁桃体炎发作时，应及时前往正规医疗机构就诊。

 按摩疗法

按摩孔最穴

孔最穴为肺经之郄穴，可缓解扁桃体炎引起的不适。用拇指指腹按摩孔最穴 1~3 分钟，长期坚持，可以泻肺热、降肺气、宣窍络，从而达到消肿止痛、开音利咽之效。

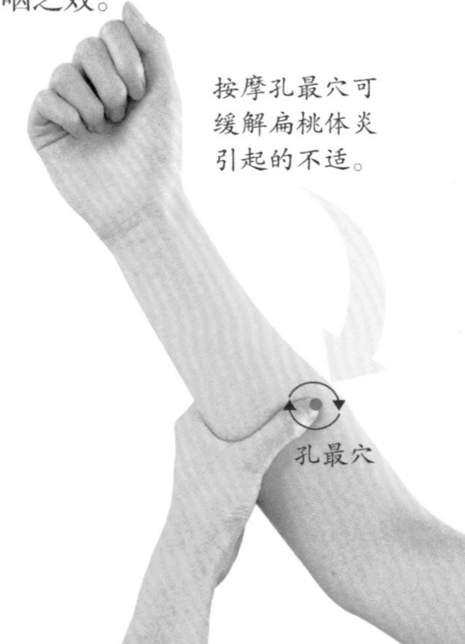

按摩孔最穴可缓解扁桃体炎引起的不适。

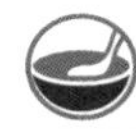 药膳疗法

橄榄蒲公英粥

蒲公英 15 克，橄榄 50 克，白萝卜 100 克，大米 100 克。将蒲公英、橄榄、白萝卜捣碎，装入纱布袋，放入锅内，加水适量，水煎 20 分钟，去渣后与淘洗干净的大米一同煮粥即可。此粥可清热解毒、消肿止痛，适合扁桃体炎患者食用。但脾胃虚寒、慢性肠炎患者不宜食用。

蒲公英可清热解毒、利尿散结。橄榄可清热化痰、消积食、利咽喉。

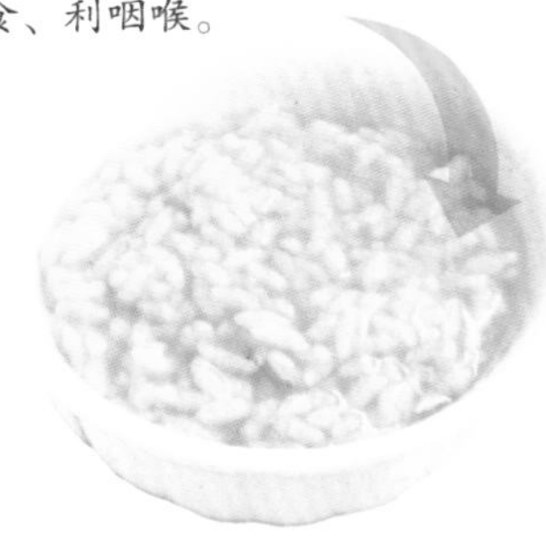

慢性支气管炎

慢性支气管炎是气管、支气管黏膜及周围组织的慢性非特异性炎症。起病缓慢，病程长，多因反复发作而病情加重。每年发病持续3个月以上，连续发病2年及2年以上。

脉诊法

脉象多以浮脉为主，可合并其他脉象。脉浮或浮紧，多为风寒袭肺所致；脉浮数或浮滑，多为风热犯肺所致；偶尔可见脉弦滑，多为肝火犯肺所致。

脉浮或浮紧

脉浮数或浮滑

脉弦滑

面诊法

鼻尖、双颧处可能出现红血丝，或耳部肺区毛细血管扩张。

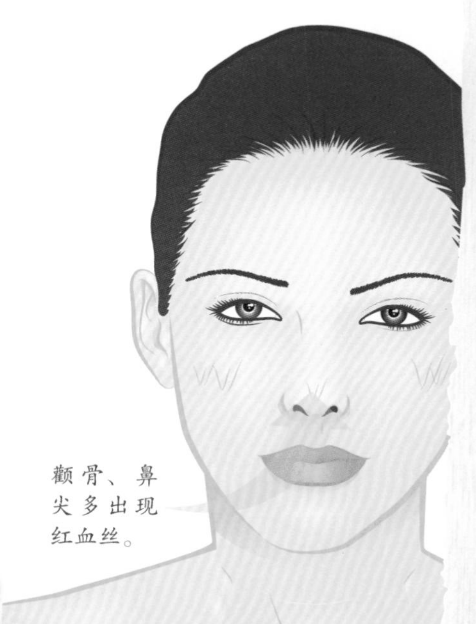

慢性支气管炎的临床症状和病因

常见症状为反复咳嗽、咳痰、喘息，痰液一般呈白色黏液泡沫状。西医把慢性支气管炎的病因主要分为两类：呼吸道局部免疫功能降低，导致呼吸道感染；空气中的细菌、病毒或其他刺激因素，如香烟、粉尘、刺激性气体引起气管黏膜充血与水肿。应根据具体病因对症施治。

慢性支气管炎这样调养

慢性支气管炎患者应注意预防感冒；日常应加强锻炼；饮食宜清淡，并应补充适量的蛋白质；戒烟、戒酒；同时要注意保持心情愉悦，不要给自己太重的思想负担。

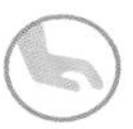

按摩疗法

按摩肺俞穴

日常可按摩肺俞穴，此穴位具有宣肺解表、益肾助阳、润肺止咳、清除肺热的作用，坚持按摩可对慢性支气管炎起到一定的缓解作用。

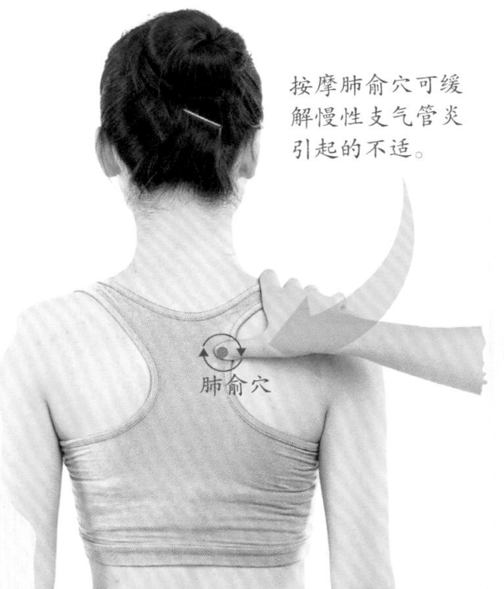

药膳疗法

南瓜红枣汤

南瓜 150 克，红枣 2 颗，红糖适量。南瓜去皮切条，与红枣一同煮汤服食。此汤可补中益气，提高免疫力，对慢性支气管炎有很好的缓解作用。

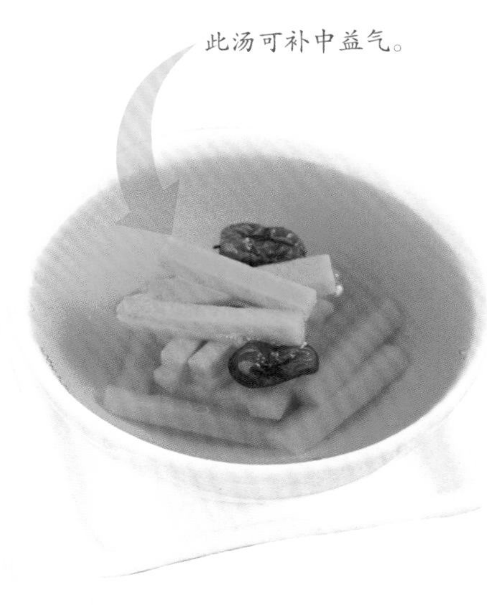

肺结核

肺结核是由于肺部感染了结核杆菌而引起的传染病。人体感染结核杆菌不一定立即发病，但是当抵抗力降低或细胞介导的变态反应增高时就会引发此病。

 脉诊法

脉细数，多为阴虚火旺所致；脉微细而数，或虚大无力，多为阴阳两虚所致；脉细弱而数，多为气阴耗伤所致。

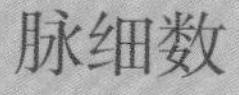

脉微细而数

脉细弱而数

 面诊法

面色苍白，颊部潮红如胭脂，消瘦，多提示肺部有疾患。建议前往正规医疗机构进行检查。

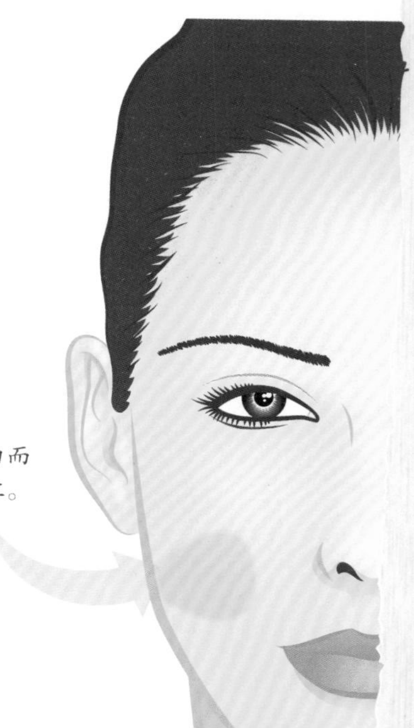

肺结核的临床症状和病因

早期症状主要是咳嗽、咳痰、胸痛、潮热、盗汗及身体逐渐消瘦、无力等，发展到后期严重时就会咯血。肺结核的病因有内外两方面，外因是肺部感染了结核杆菌；内因是体内抵抗力下降。

肺结核这样调养

肺结核是一种传染性疾病，患者应该在医生指导下用药，并自觉做好防护措施，日常对个人用具严格消毒，以免传染他人。同时，应注意保持良好乐观的心态，严格遵医嘱进行治疗。

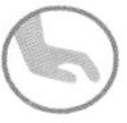 按摩疗法

按压身柱穴

身柱穴，属肺，主气。对气喘、咳嗽、肺结核等症有缓解作用。用食指指腹按压身柱穴1~3分钟，每天1次，长期坚持，可补正气，扶正祛邪，增强抵抗力，对于病情有一定的缓解作用。

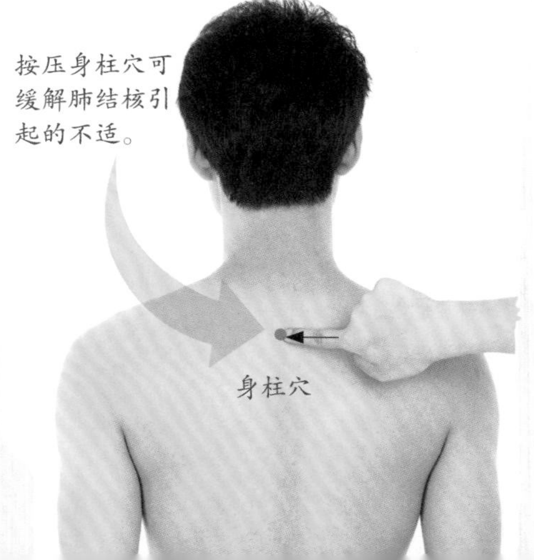

 药膳疗法

川贝雪梨猪肺汤

猪肺半个切厚片，洗净放入沸水中煮5分钟，捞起过冷水；雪梨1个洗净，连皮切4块；川贝母适量洗净。全部原料放入锅内，微火煲2小时即可。此汤可清肺化痰。

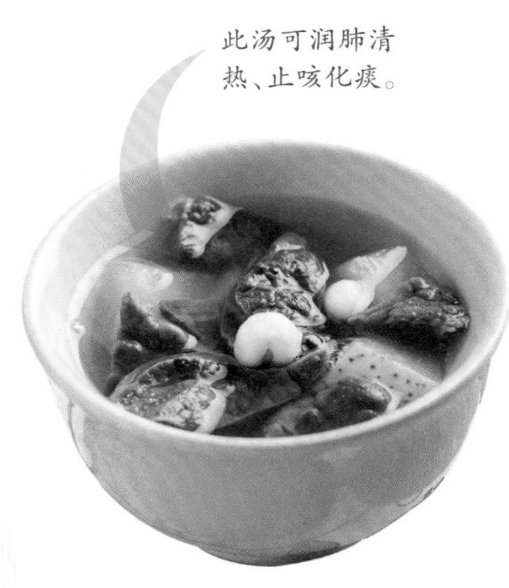

消化系统疾病

便秘

便秘是常见的临床症状，以大便排出困难，排便周期延长，或周期不长，但粪质干结，排出困难，或粪质不硬，虽有便意但排便不畅为主要表现。

脉诊法

便秘患者脉象多滑数，但因病因不同，脉象也有区别。脉滑数，多为肠胃积热；脉细数，多为阴虚肠燥；脉弦，多为气机不利；脉沉迟，多为脾肾阳虚；脉虚无力，多为脾气亏虚。

脉滑数

脉细数

脉弦

脉沉迟

脉虚无力

面诊法

目内眦有波纹状伸向角膜的深色血管，可能提示患有便秘；太阳穴上方有青筋，可能为长期便秘所致。

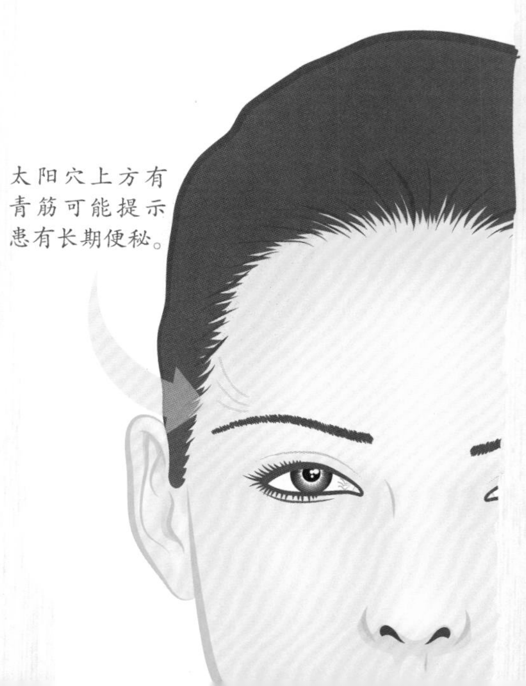

便秘的临床症状和病因

便秘起病缓慢，多表现为慢性病变过程，常兼见腹胀、腹痛、头晕、口臭、痔疮等症。便秘的病因有很多，主要与饮食不当、久坐不动、进食太少、水分缺乏、过食辛辣厚味、气机阻滞、营养不良、脏腑失调等因素有关。

便秘这样调养

日常应该多食富含膳食纤维的水果蔬菜；多食富含果胶的食物，如香蕉、胡萝卜等，可润肠通便。同时应该加强体育锻炼，在身体条件允许的情况下，可以每天跑步半小时或经常做下蹲运动，有助于重建排便反射。

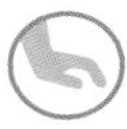

按摩疗法

按摩商曲穴

商曲穴具有运化水湿、消积止痛的功效。用拇指按摩商曲穴 3~5 分钟，以有酸胀感为宜，可缓解腹痛、便秘等不适症状。

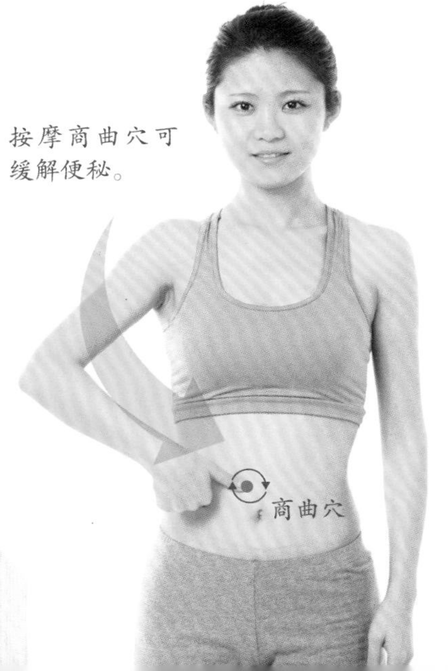

按摩商曲穴可缓解便秘。

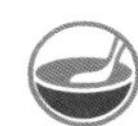

药膳疗法

当归柏子仁粥

当归 20 克，柏子仁 15 克，大米 50 克，枸杞子、葱花各适量。当归、柏子仁洗净，枸杞子泡软。当归、柏子仁与大米同入锅中煮成粥，放入枸杞子稍煮，最后撒上葱花即可。此粥可润肠通便，缓解便秘。

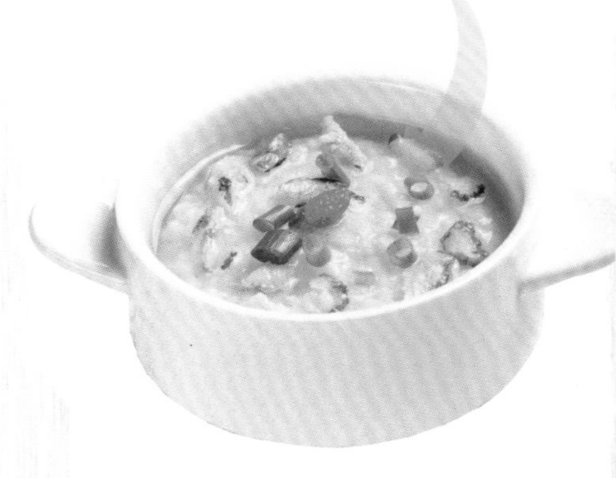

此粥适用于阴虚肠燥引起的便秘。

肠炎

肠炎，中医称为“泄泻”，是由细菌、病毒等感染或肠道菌群失调、肠道功能紊乱所引起的疾病，是常见病、多发病。按照病程的长短，可分为急性肠炎和慢性肠炎两种。

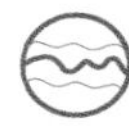 脉诊法

肠炎患者脉象多为滑数，但因病因不同可合并其他脉象。脉滑数或濡数，多为湿热泄泻所致；脉浮紧或濡缓，多为寒湿泄泻所致；脉细弱，多为脾虚泄泻所致。

脉滑数或濡数

脉浮紧或濡缓

脉细弱

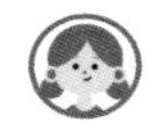 面诊法

鼻孔周边发红，鼻尖发青，提示可能患肠炎。但是，在实践中应仔细鉴别，因为花粉、浮尘等引起的过敏也会导致鼻孔周围发红。

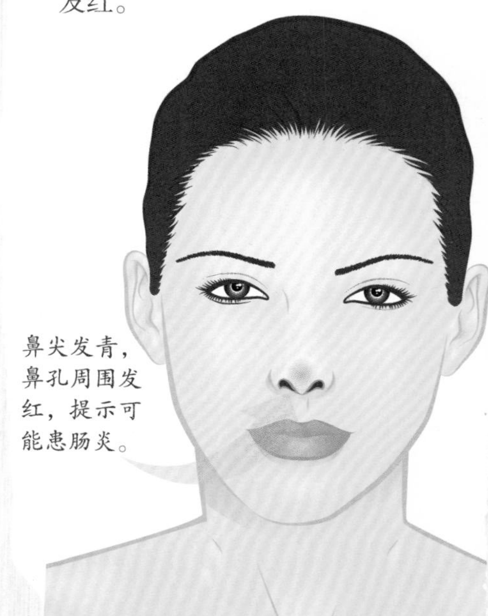

鼻尖发青，鼻孔周围发红，提示可能患肠炎。

肠炎的临床症状和病因

急性肠炎主要症状：恶心、呕吐、腹泻；慢性肠炎主要症状：长期反复腹痛、腹泻以及消化不良。急性肠炎多由饮食不当、腹部受凉，或吃变质有毒食物引起；慢性肠炎多因肠道慢性感染或炎性疾病所致。

肠炎这样调养

肠炎患者要避免受凉，控制情绪，禁烟限酒，保护肠胃不受刺激。日常饮食应有规律，避免吃容易胀气和刺激性的食物；难消化的食物也不宜吃。同时应该加强体育锻炼，增强抵抗力。

按摩疗法

按摩大横穴

大横穴有除湿散结、理气健脾、通调肠胃的作用，主治肠胃疾病。用拇指按摩大横穴5分钟，以有酸痛感为宜。长期坚持，可以清除肠内垃圾，有效缓解肠炎症状。

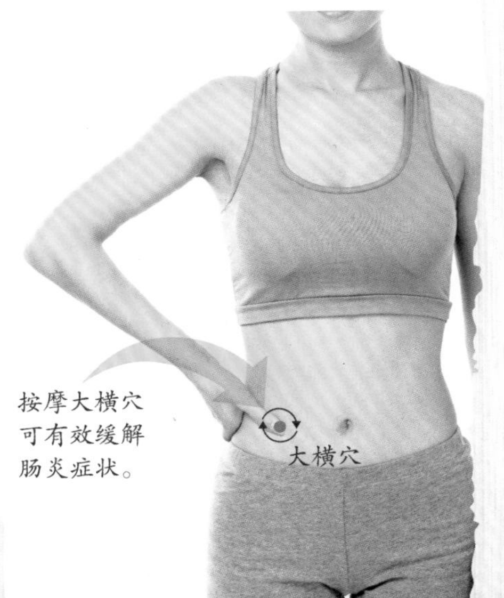

按摩大横穴可有效缓解肠炎症状。

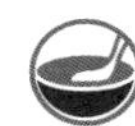

药膳疗法

枸杞子小米粥

小米50克，枸杞子适量。小米、枸杞子分别洗净。锅中放适量水烧开后加入小米，搅拌一下防止粘锅底，待米烂粥稠时，将枸杞子放入锅中稍煮片刻即可关火出锅。此粥有补脾肾、和肠胃、利小便、治水泻等功效。

小米粥因营养丰富易消化，在民间有“代参汤”的美称。

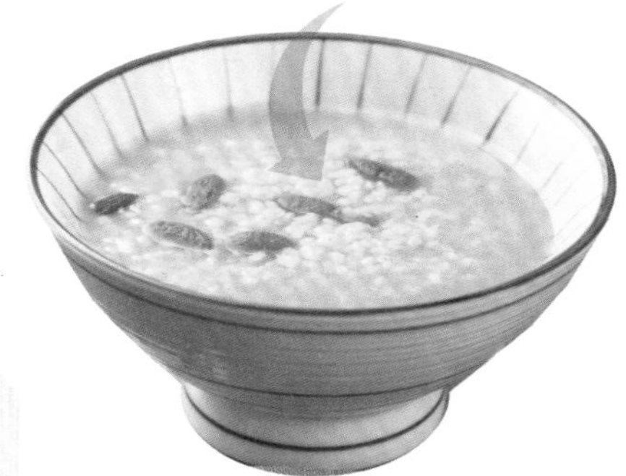

胆囊炎、胆结石

胆囊炎是多种原因引起胆囊内产生炎症的一种疾病，有急性胆囊炎、慢性胆囊炎之分。胆结石是指胆汁的成分产生某些变化，使得胆汁中的胆固醇沉淀聚集，从而形成结石。

脉诊法

胆囊炎、胆结石患者脉象多为弦脉，但因病因不同，脉象也有差别。脉弦，为肝郁气滞所致；脉弦滑数，为肝胆湿热所致；脉沉涩，为瘀血阻络所致；脉细弦而数，为肝络失养所致。

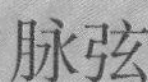

脉弦

脉弦滑数

脉沉涩

脉细弦而数

面诊法

严重的胆囊疾病会导致巩膜发黄。需要注意的是，某些肝病也会导致巩膜发黄，在实践中应认真鉴别。

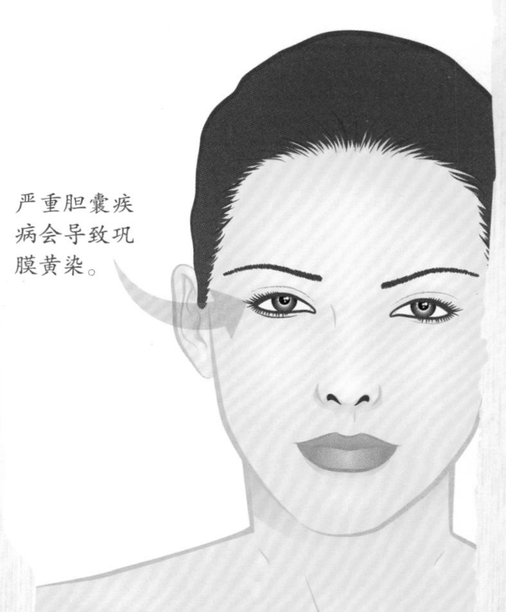

胆囊炎、胆结石的临床症状和病因

胆囊炎的症状表现为突然右上腹疼痛、发热、恶寒、恶心、呕吐等；胆结石的症状表现为发作性腹痛等。胆囊炎的发病原因大多是胆囊内有细菌感染或者肠道有蛔虫等。胆结石大多是由胆汁中的胆固醇逐渐钙化引起的。胆囊炎、胆结石发作时应及时前往正规医疗机构治疗。

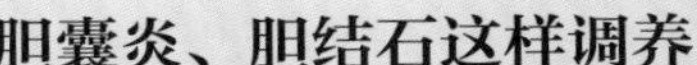

胆囊炎、胆结石这样调养

胆囊炎、胆结石患者要注意日常的养护，保护好肝胆。日常应该注意调整饮食，控制高脂肪及高胆固醇食物的摄入，少吃辛辣、油炸食物。不可吸烟、饮酒，同时要保持心态乐观，心胸开阔，有利于病情的好转。

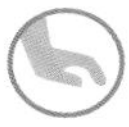

按摩疗法

按摩期门穴

期门穴有疏肝、利气、化瘀、通积之功效，主治胆囊炎、胸胁胀满等症。用拇指按摩期门穴，每次3~5分钟，以有酸胀感为宜。

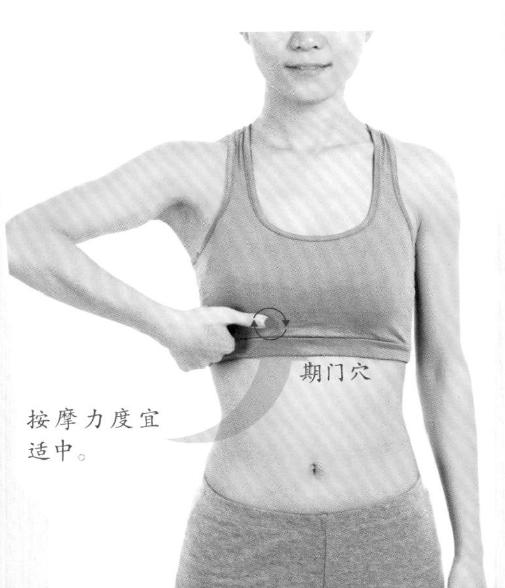

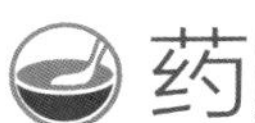

药膳疗法

枸杞子玉米须粥

大米100克，玉米须3克，枸杞子、香菜碎各适量。玉米须洗净，枸杞子洗净，大米淘洗干净。将所有材料一同放入锅中，加适量水，煲成粥，点缀香菜碎即可。

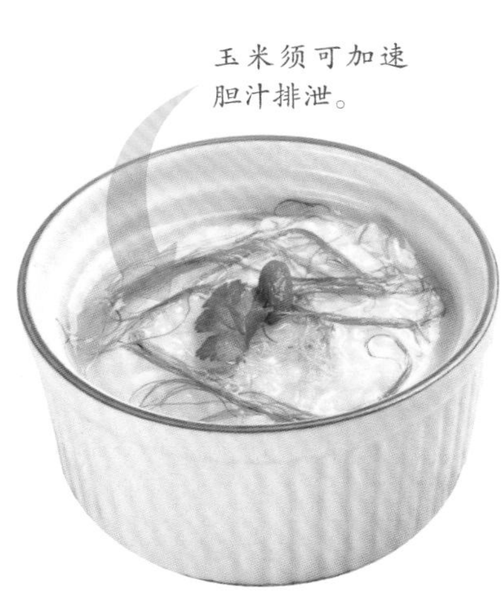

慢性胃炎

慢性胃炎是指不同病因引起的各种慢性胃黏膜炎性病变，是一种常见病，其发病率在胃病中居首位。

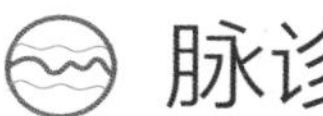

脉诊法

慢性胃炎患者脉象多为滑数，但因病因不同，脉象也有差别。脉滑数，多为邪热内陷所致；脉弦滑，多为饮食停滞所致；脉沉滑，多为痰湿内阻所致；脉沉弱，多为脾胃虚弱所致。

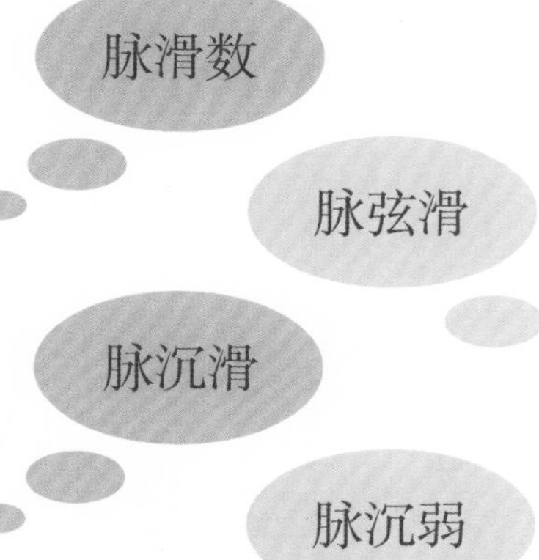

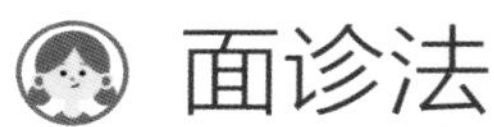

面诊法

双眼有毛细血管向虹膜走行，可能提示患有慢性胃炎。

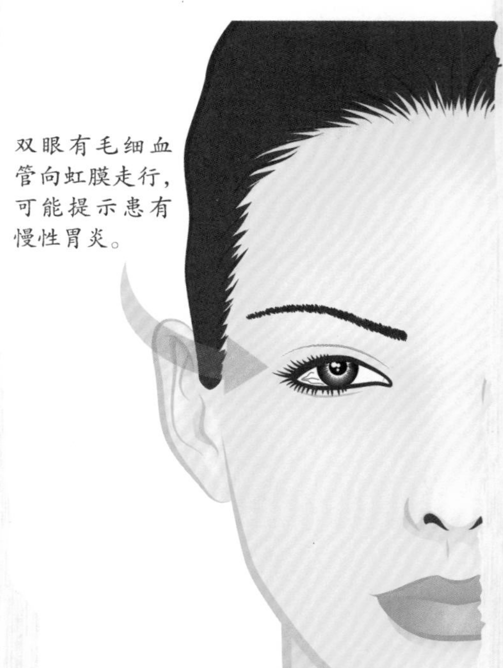

慢性胃炎的临床症状和病因

大多数患者常无症状或有程度不同的消化不良症状，如上腹隐痛、食欲减退、腹胀、反酸等。导致慢性胃炎的主要原因有：长期食用对胃黏膜有刺激的食物或药物，过度饮酒、吸烟，饮食无规律，吃过冷或过热的食物等。

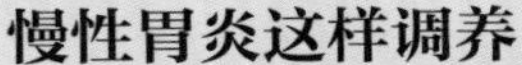

慢性胃炎这样调养

慢性胃炎患者应加强锻炼，注意饮食卫生，避免胃部受到刺激。日常应不吸烟，不饮酒，少喝浓茶和咖啡；少吃辛辣油腻的食物；少食过冷、过热的食物。饭后不宜立即进行剧烈活动。日常要保持积极乐观的精神状态。

按摩疗法

按摩足三里穴

足三里穴可理脾胃，调气血，补虚弱，缓解胃病。以顺时针方向和逆时针方向各按摩足三里穴50次，至穴位处有酸胀感为宜。

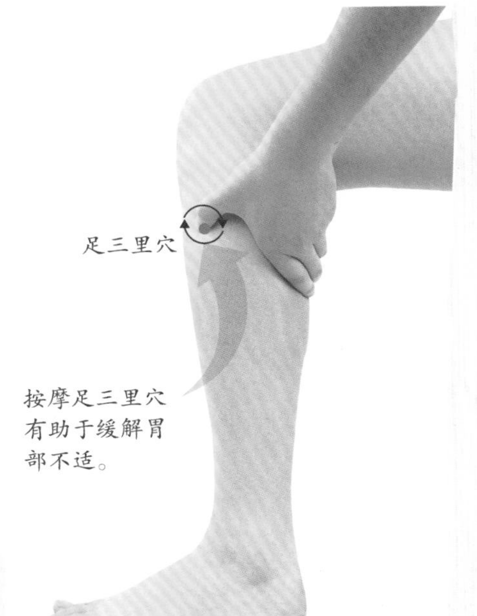

按摩足三里穴有助于缓解胃部不适。

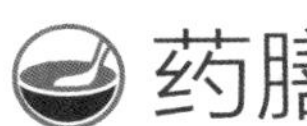

药膳疗法

党参红枣茶

党参15克，红枣5颗，陈皮3克。将以上3味药煎汤代茶饮。每天2次，7天为1个疗程，可补脾、养胃。

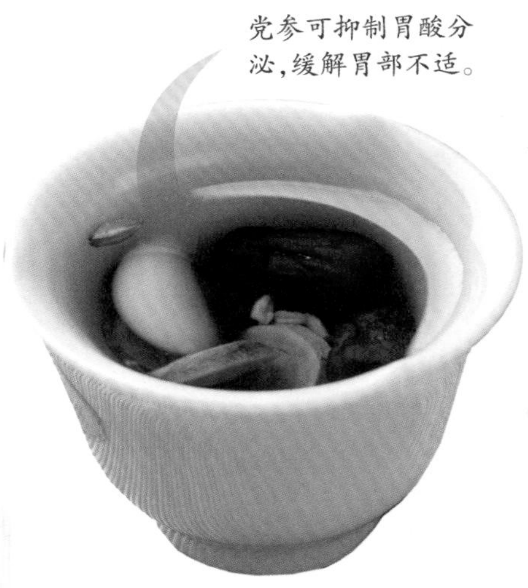

党参可抑制胃酸分泌，缓解胃部不适。

循环系统及内分泌系统疾病

心脏病

心脏病是心脏疾病的总称，包括风湿性心脏病、先天性心脏病、高血压性心脏病、冠心病、心肌炎等各种心脏疾病。

脉诊法

心脏病患者脉象多细弦，但是具体脉象因病因不同而有所差别。脉细弦，多为情志不遂、心气郁结所致；脉沉细迟，多为中年患者肾气渐衰、心气不足所致；脉弦涩，多为瘀血痹阻所致。

脉细弦

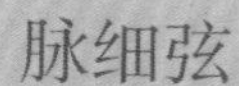

脉沉细迟

脉弦涩

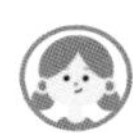 面诊法

鼻尖出现紫蓝色或鼻尖突然发肿，如非外伤所致，可能提示患有先天性心脏病；眼外眦有较粗大血管弯曲，色深，可能提示心律不齐。

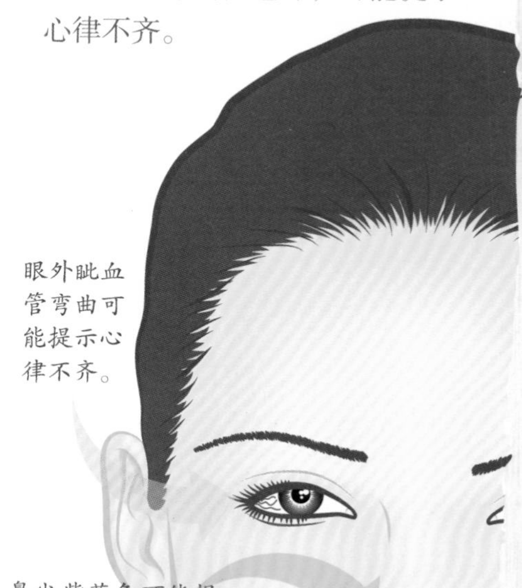

心脏病的临床症状和病因

常见症状有心悸、呼吸困难、咳嗽、咯血、胸痛、水肿、少尿等。病因有两种：一种是先天性的，即心脏在胎儿期发育异常所致，病变可累及心脏各组织；另一种是后天形成的，出生后心脏受到外界或机体内在因素作用而致病。

心脏病这样调养

心脏病患者应多吃富含膳食纤维的食物，以减少胆固醇生成；多吃绿叶蔬菜，补充维生素，以促进血液循环；多补充微量元素。平时不可进行剧烈运动，以免发生危险。日常生活要有规律，培养广泛爱好，保持充足睡眠，保持情绪稳定，切忌急躁、抑郁。

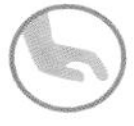

按摩疗法

按压内关穴

按压内关穴对减轻胸闷、心前区不适和调整心率均有帮助。用拇指按压内关穴3~5分钟。长期坚持，可养护心脏。

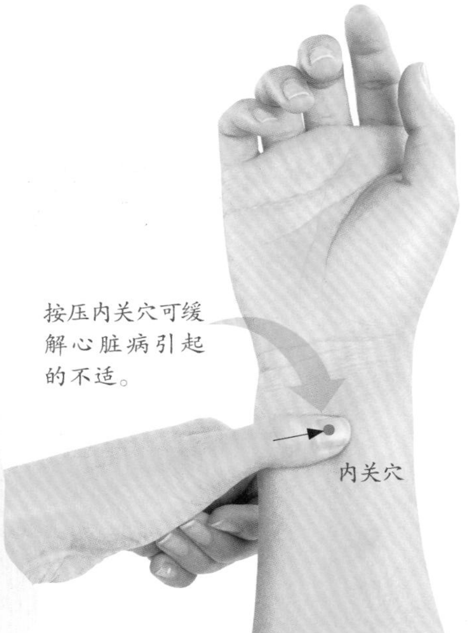

按压内关穴可缓解心脏病引起的不适。

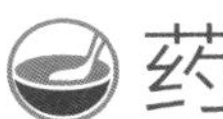

药膳疗法

莲子百合煲瘦肉

莲子、百合各10克，猪瘦肉200克，盐适量。莲子、百合洗净，加水适量，约煮半小时；猪瘦肉洗净切块，放入锅中煲至熟烂，加盐调味即可。此汤可以养心安神。

莲子养心安神，可缓解心悸。

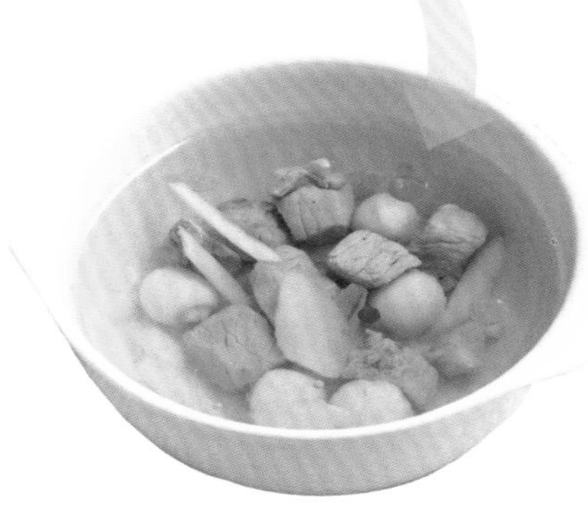

高血压

高血压是一种常见的以体循环动脉血压升高为主要特征的综合征。如血压经常超过 140/90 mmHg 则认为血压升高。

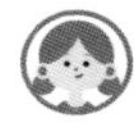 面诊法

面部发红、饱满，同时伴有头晕、头疼以及颈部不适者，可能提示高血压。

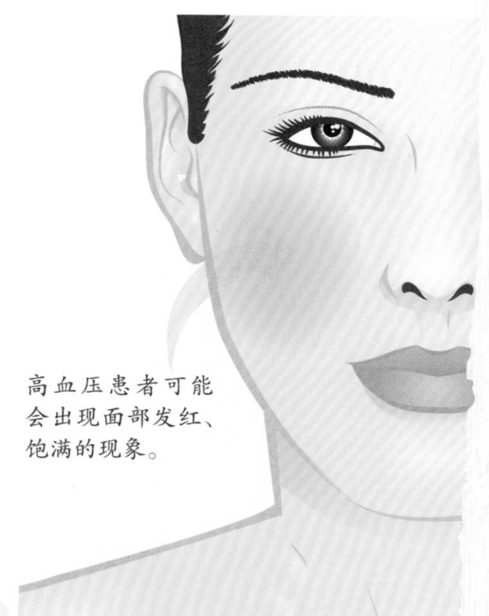

高血压患者可能会出现面部发红、饱满的现象。

舌诊法

一般患者多舌质红或边缘红赤，少数人舌质淡红或舌质绛紫。多数患者舌边两侧有齿痕，舌下两边有侧条纹线，多呈枝状或囊状。

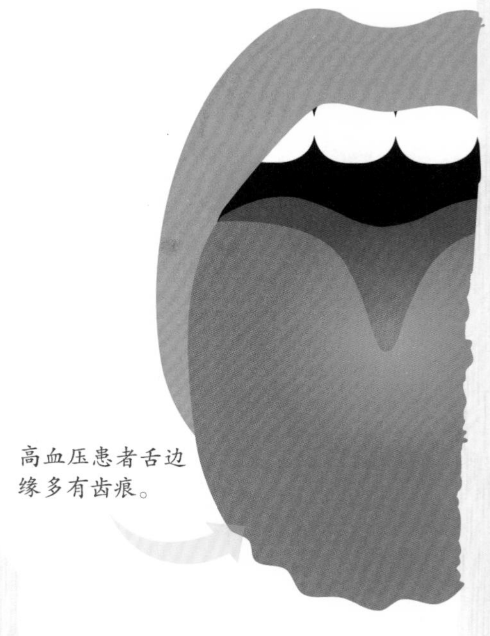

高血压患者舌边缘多有齿痕。

高血压的临床症状和病因

常见以动脉血压升高为主要临床症状，可引起血管、脑、心、肾等器官病变。主要症状为头痛、头晕、头胀、耳鸣、眼花、健忘、注意力不集中、失眠、乏力、四肢麻木、心悸等。病因比较复杂，可能与遗传、高脂或高盐饮食、肥胖、吸烟、酗酒等有关。

高血压这样调养

改变不合理的生活方式是预防高血压的主要手段，如饮食、运动、情绪等方面。

饮食要低脂、少盐、低热量、少食多餐；多吃低钠、高钾、高钙的食物，如莴笋、牛奶等。日常应选择合适的运动方式，如打太极拳、散步等，不要进行剧烈运动，以免血压突然升高，发生危险。同时应该保持良好心态，避免紧张、急躁和焦虑。

艾灸疗法

艾灸风池穴、曲池穴等

先艾灸风池穴、曲池穴以疏风定眩，接着艾灸涌泉穴以平肝，再艾灸足三里穴以健脾，促使阴阳调和。每穴灸 15 分钟左右。

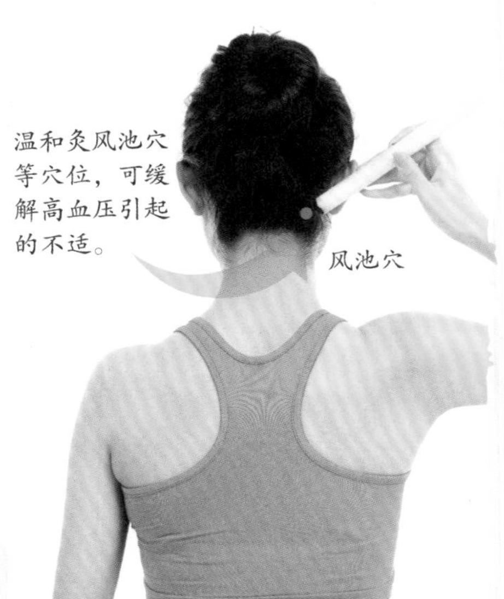

温和灸风池穴等穴位，可缓解高血压引起的不适。

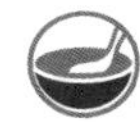

药膳疗法

芹菜红枣汤

鲜芹菜（下段茎）60 克，红枣 6 颗。芹菜洗净，切成片状，红枣洗净。以上食材放入锅内，加适量水，小火慢煮 30 分钟。此汤适合高血压和高胆固醇人群饮用。

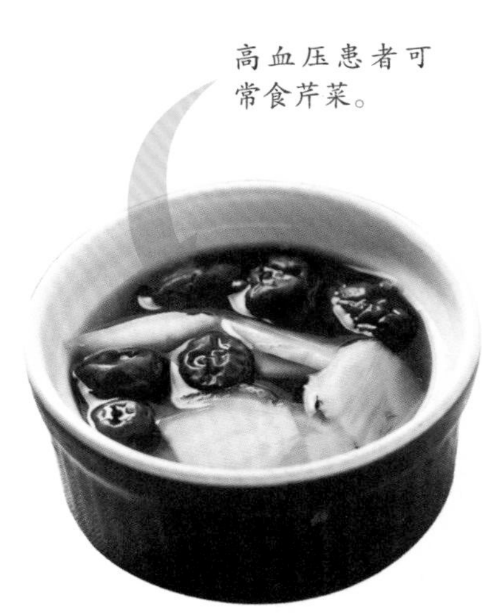

高血压患者可常食芹菜。

糖尿病

糖尿病是一种由胰腺功能减退，胰岛素分泌不足或胰岛素抵抗等引发的糖、蛋白质、脂肪、水和电解质等一系列代谢紊乱综合征。临床以高血糖为主要特点，典型症状为多饮、多食、多尿、体重减轻，即“三多一少”症状。

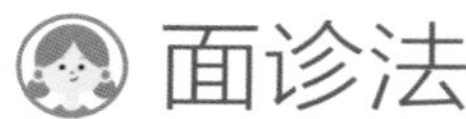

面诊法

糖尿病患者双眼白睛可能有小红点出现，面容消瘦，牙齿松动，手足麻木，嗜睡，视力突然快速减退，屈光不正。

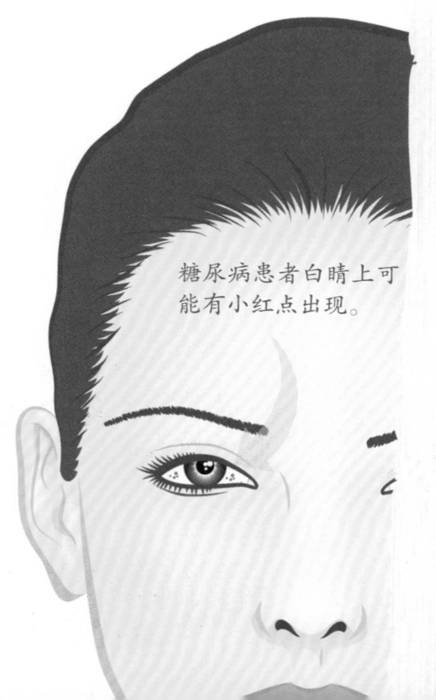

舌诊法

糖尿病中晚期患者多舌硬，伸缩不灵活，舌体胖大有齿痕，舌质呈红蓝色，舌前半部兼有淡蓝色，舌尖两侧有赤色点刺，舌苔薄白，少苔。

糖尿病患者多舌体胖大，有齿痕，舌尖两侧有小红刺。

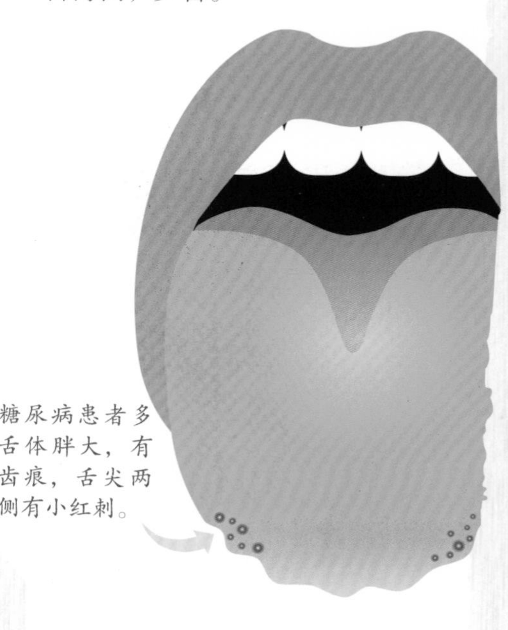

糖尿病的临床症状和病因

糖尿病典型的临床症状为“三多一少”，即多饮、多食、多尿、体重减轻。常见症状还有口干、口苦、口中有异味等。糖尿病可能与先天遗传、生活方式紊乱、心情不畅、肥胖、年龄等因素有关。

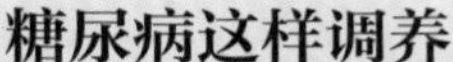

糖尿病这样调养

糖尿病患者除要严格遵医嘱进行药物治疗外，还要注意定时定量进餐，限制主食、油脂的摄入，忌糖类、烟酒等。日常应该坚持定时定量的有氧运动，控制体重。同时应该注意控制不良情绪，使心情处于平和状态。

拔罐疗法

拔肺俞穴、脾俞穴等

取肺俞穴，调节肺气、补虚清热，针对“多饮”；取脾俞穴，健脾利湿、和胃降逆，针对“多食”；取肾俞穴，益肾纳气，针对“多尿”。用火罐拔以上穴位，每穴各拔 5~10 分钟。

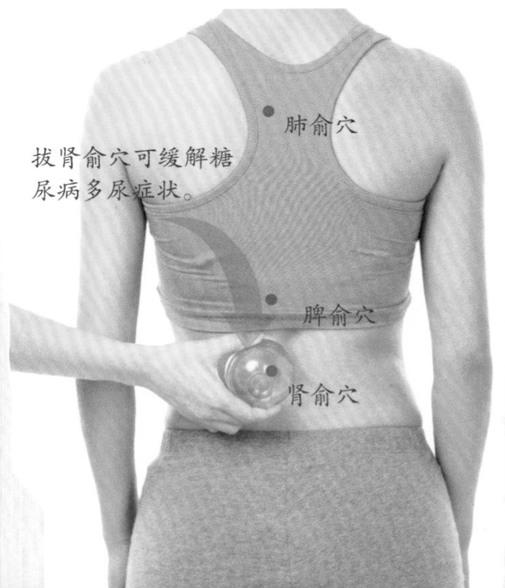

拔肾俞穴可缓解糖尿病多尿症状。

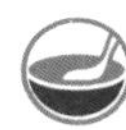

药膳疗法

枸杞子西洋参茶

西洋参 5 克，枸杞子 3 克。枸杞子洗净；西洋参洗净，切成片。将西洋参片和枸杞子放入杯中，沸水冲泡饮用。西洋参有助于改善糖尿病患者口干、乏力等症状。

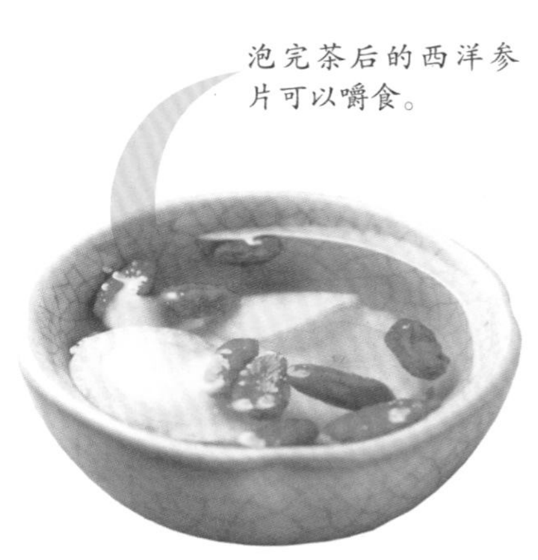

泡完茶后的西洋参片可以嚼食。

甲亢

甲状腺功能亢进症，简称“甲亢”，是由多种病因引起的甲状腺素分泌过多导致的一种内分泌疾病，病理上呈弥漫性，中医称之为“瘿病”。

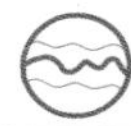 脉诊法

甲亢患者脉象多为弦脉，但是具体脉象因病因不同而有所差别。脉弦或细，多为气滞郁结所致；脉弦数或细数，多为阴虚火旺所致；脉虚弱而数，多为虚风内热所致。

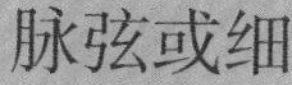

脉弦数或细数

脉虚弱而数

 面诊法

甲亢患者颈部粗大，并有血管杂音。多数患者还有眼球凸出、眼睑水肿、视力减退等症状。

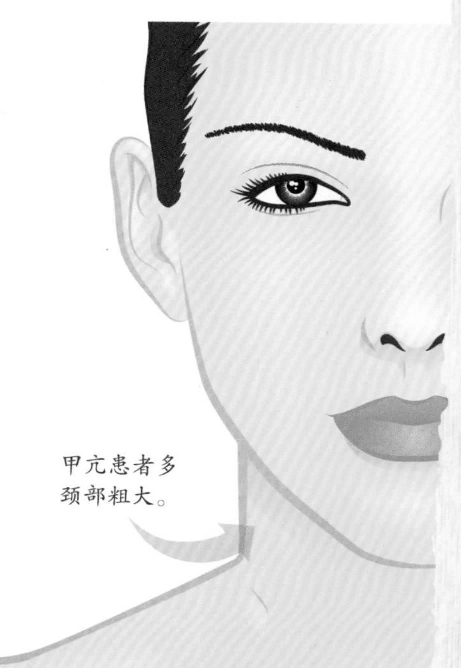

甲亢的临床症状和病因

甲亢常见症状有进食和便次增多、甲状腺肿大、心烦易怒、口苦咽干、眼睛轻度突出、眼睑呆滞、消瘦、手掌多汗等。甲亢发病往往有一定的诱因，常见的诱因有感染、过度疲劳、怀孕以及巨大的精神刺激等。

甲亢这样调养

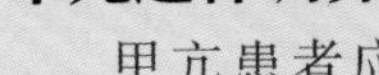

甲亢患者应少吃辛辣刺激的食物，多吃新鲜水果、蔬菜，提倡高蛋白饮食。甲亢患者不建议做剧烈运动，最好选择一些较为平稳舒缓的运动，如瑜伽、太极拳等。日常要学会调节情绪，良好的情绪和心态有利于身体的康复。

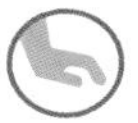

按摩疗法

按摩太冲穴、涌泉穴

太冲穴可清肝火、疏肝理气，可缓解肝气郁结引起的甲亢；涌泉穴能清热开窍、滋阴降火，可缓解甲亢引起的急躁、畏热、多汗等症状。以上穴位各按摩 1~3 分钟。

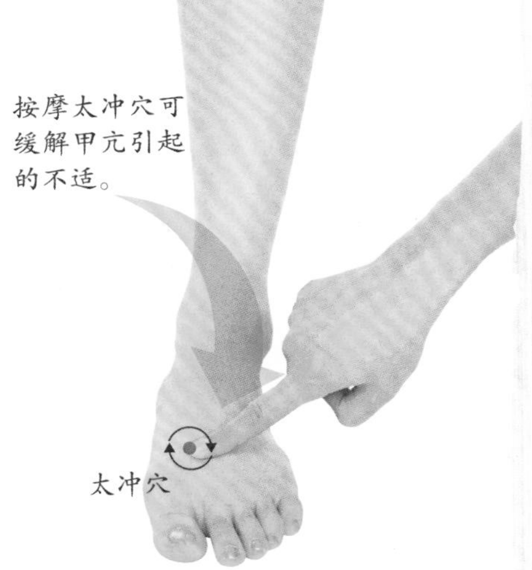

按摩太冲穴可缓解甲亢引起的不适。

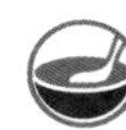

药膳疗法

佛手粥

佛手 9 克，大米 60 克。将佛手用适量水煎汁去渣后，再加入大米煮成粥即可。每日 1 剂，连服 10~15 天，能够疏肝清热。

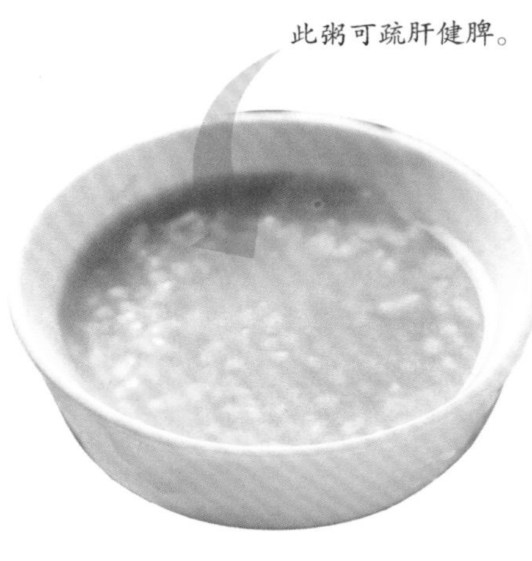

此粥可疏肝健脾。

骨关节疾病

肩关节周围炎

肩关节周围炎，简称“肩周炎”，是肩关节囊和周围软组织退行性病变引起的一种炎性反应。好发年龄为50岁左右，女性发病率高于男性。

脉诊法

肩关节周围炎患者的脉象多浮紧，但是具体脉象因病因不同而有差别。脉浮紧，多为风寒侵袭所致；脉细无力，多为气血不足、筋失濡养所致；脉细涩，多为气滞血淤所致。

脉浮紧

脉细无力

脉细涩

面诊法

耳部肩区见点状或片状红晕，或点状白色边缘处有红晕，或呈暗红色改变，可能提示患有肩关节周围炎。

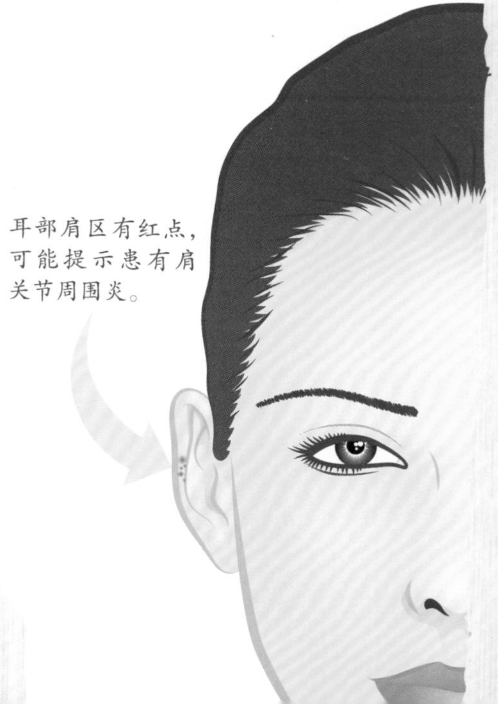

肩关节周围炎临床症状和病因

临床症状为肩部疼痛、肩关节活动受限、怕冷、压痛、肌肉痉挛与萎缩。肩关节周围炎的发病原因很多，如老年人的软组织退行性病变、长期姿势不良等导致肩部慢性受伤，颈椎病以及心、肺疾病也可能会引发肩关节周围炎。

肩关节周围炎这样调养

日常饮食应该注意补充钙质，可以适当食用如牛奶、鸡蛋、豆制品等含钙量较高的食物。还应注意保护肩部，避免肩部受风寒，避免久居潮湿的地方。日常站姿、坐姿要正确，避免含胸驼背或长时间低头，以免增加颈肩负担。

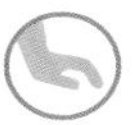

按摩疗法

按压合谷穴、后溪穴等

肩部酸痛时按摩或轻轻拍打肩部，可缓解疼痛。取合谷穴、后溪穴、神门穴、大陵穴、太渊穴、液门穴、中冲穴等穴位，每穴用手指按压1~3分钟，并配合肩部运动，可促进肩部血液循环，从而缓解肩部疼痛。

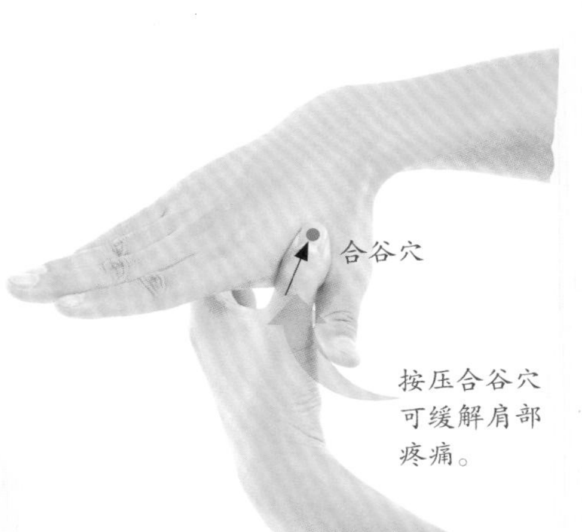

按压合谷穴可缓解肩部疼痛。

艾灸疗法

艾灸肩贞穴、肩髎穴等

肩贞穴、肩髎穴可舒筋活络、通络散结；手三里穴、臂臑穴可促进气血循环，濡养肩周。先后温和灸这几个穴位，每个穴位灸15分钟，可缓解肩部不适。

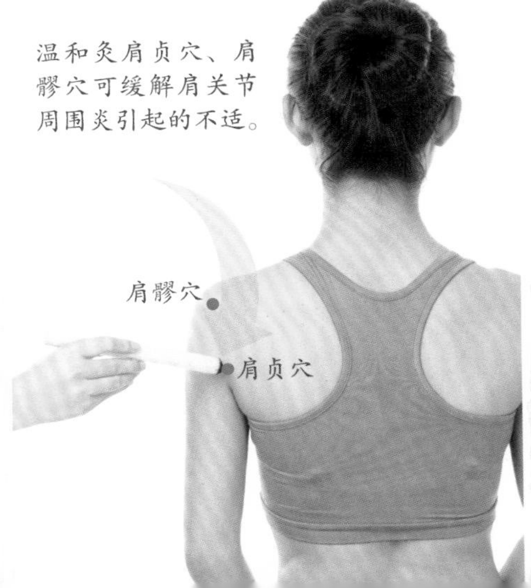

温和灸肩贞穴、肩髎穴可缓解肩关节周围炎引起的不适。

颈椎病

颈椎病是指颈椎间盘发生退变，影响脊柱的稳定性，久而久之产生骨质增生，使脊髓、神经根、椎动脉、交感神经等受到刺激或压迫，引起颈椎病。

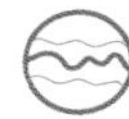

脉诊法

脉细弦，多为寒湿阻络所致；脉弦或细涩，多为血淤阻滞所致；脉沉细无力，多为肝肾不足所致；脉弦滑，多为痰湿阻窍所致。

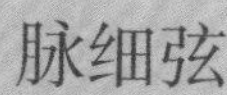

脉细弦

脉弦或细涩

脉沉细无力

脉弦滑

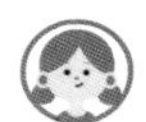

面诊法

当患有颈椎病时，患者面部会逐渐失去对称性，表现为鼻梁可能不垂直，呈歪斜状，双侧鼻孔不等大，头偏向一侧，肩一高一低等。

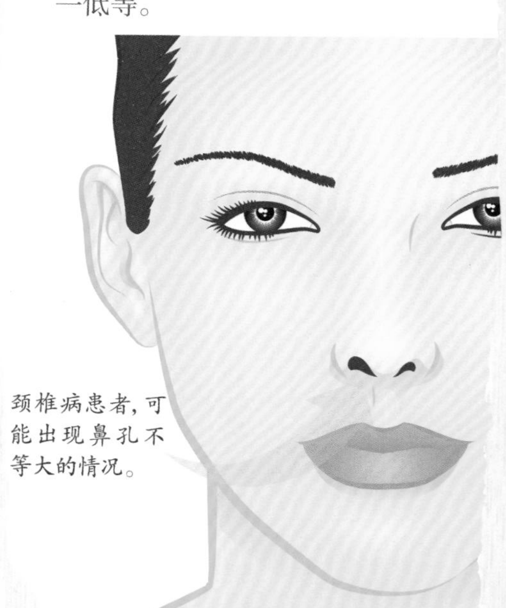

颈椎病患者，可能出现鼻孔不等大的情况。

颈椎病的临床症状和病因

颈椎病的常见症状有颈背疼痛、上肢无力、手指发麻、下肢乏力、行走困难、头晕、恶心、呕吐等。颈椎病的发病原因有颈部劳损、颈椎增生、周围组织感染、颈部外伤等。

颈椎病这样调养

颈椎病可由椎体增生、骨质退化疏松引起，饮食上多食富含钙、蛋白质、维生素的食物。适当参加体育锻炼，积极参加工间操，多做抬头运动，多进行肩颈关节的功能锻炼。

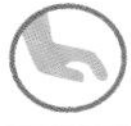 按摩疗法

按摩颈百劳穴

经常按摩颈百劳穴可缓解颈椎疲劳。可将两手手指放在颈部后方，来回摩擦颈部。力度宜轻柔，连续摩擦1~2分钟至颈部发热为宜，可放松颈椎肌肉。

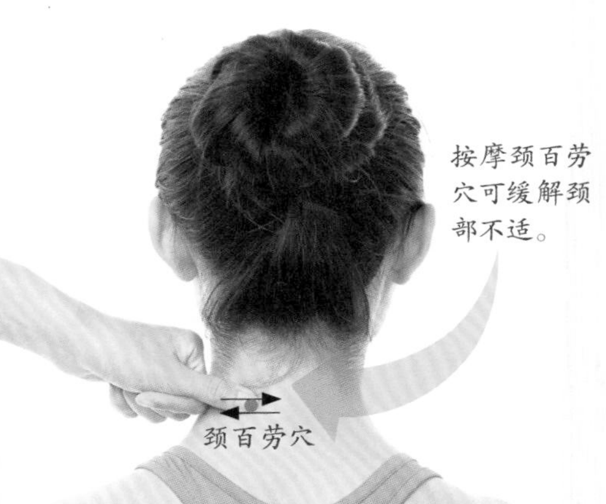

 艾灸疗法

艾灸风池穴、大椎穴等

颈椎病可通过艾灸的方法来缓解，分别艾灸风池穴、大椎穴、肩井穴，可疏通经络，祛寒湿，畅通气血。

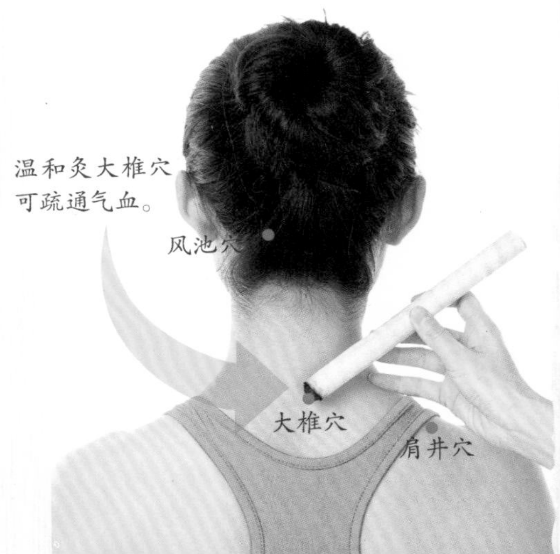

腰痛

腰痛又称“腰脊痛”，是指因外感、内伤或挫闪导致腰部受伤，以致气血运行不畅，或失于濡养，引起腰脊或脊旁部位疼痛的一种病症。

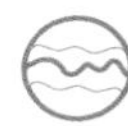

脉诊法

脉细，多为肾虚腰痛所致；脉沉紧或沉迟，多为寒湿腰痛所致；脉濡数或弦数，多为湿热腰痛所致。

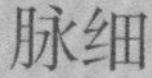

脉细

脉沉紧或沉迟

脉濡数或弦数

面诊法

耳部腰骶椎反射区有隆起变形，呈结节状改变，可能提示腰椎有退行性病变。

耳部腰骶椎反射区有结节，可能提示腰椎有病变。

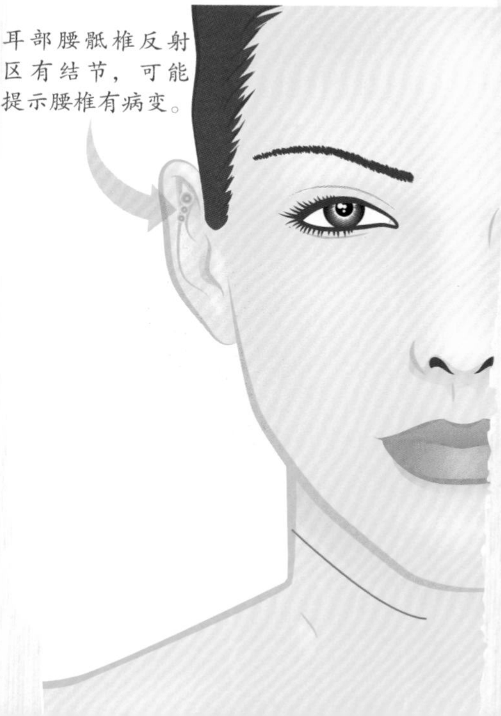

腰痛的临床症状和病因

以一侧或两侧腰痛为主要症状，或痛势绵绵，时作时止，遇劳则剧，得逸则缓；或痛如锥刺，按之痛甚。腰椎骨质增生、腰椎间盘突出、腰部骨折、肿瘤等都可导致腰痛，泌尿系统或生殖系统疾病也可能会引起腰痛。

腰痛这样调养

饮食宜清淡，多吃蔬菜、水果、豆类。日常不要久坐不动，时间长了要适当变换姿势；可以做一些舒缓的运动，如打太极拳等。同时要注意避免居住在潮湿的环境中，注意腰部保暖，避免腰部负重。

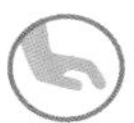

按摩疗法

按压委中穴

委中穴属足太阳膀胱经，具有舒筋通络、散瘀活血、清热解毒之功效。用拇指指端按压委中穴，力度以稍感酸痛为宜，一压一松为1次，连做10~20次。坚持按压，可缓解腰背酸痛。

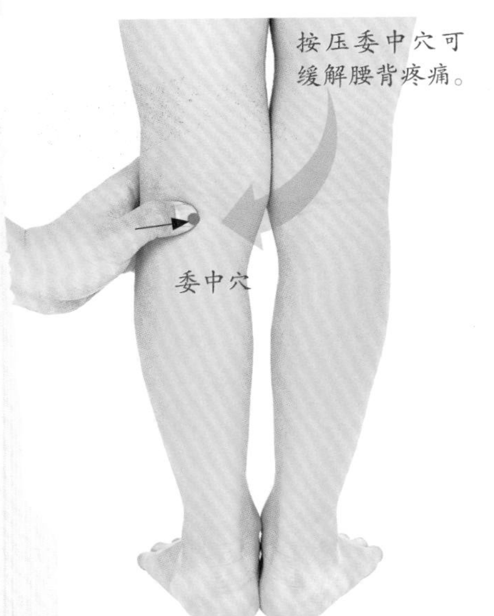

艾灸疗法

艾灸大肠俞穴和腰阳关穴

大肠俞穴可补肾生精、理气化滞；腰阳关穴可舒筋活络、缓急止痛。温和灸上述穴位各15分钟。

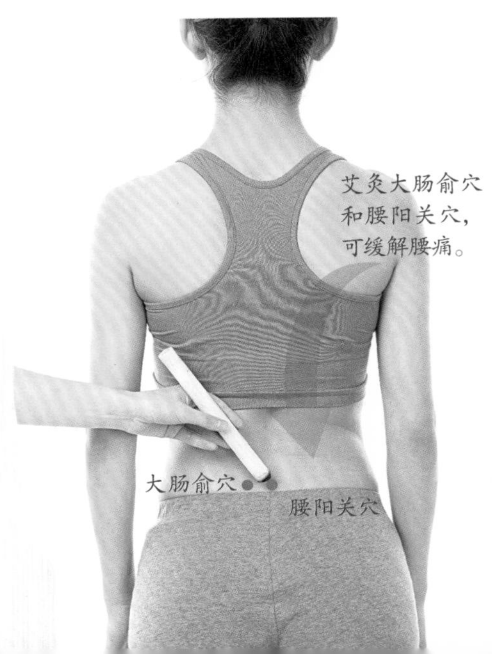

风湿性关节炎

风湿性关节炎是一种常见的急性或慢性结缔组织炎症。此病是发病率较高的一种风湿类疾病。

脉诊法

风湿性关节炎患者的脉象多浮紧，但因病情不同脉象也有差别。脉浮紧，多为风胜行痹所致；脉弦滑，多为湿胜着痹所致；脉沉虚而缓，多为气虚血亏所致。

脉浮紧

脉弦滑

脉沉虚而缓

舌诊法

风寒湿痹型风湿性关节炎患者多会出现舌淡红或暗红，舌苔薄白的情况。

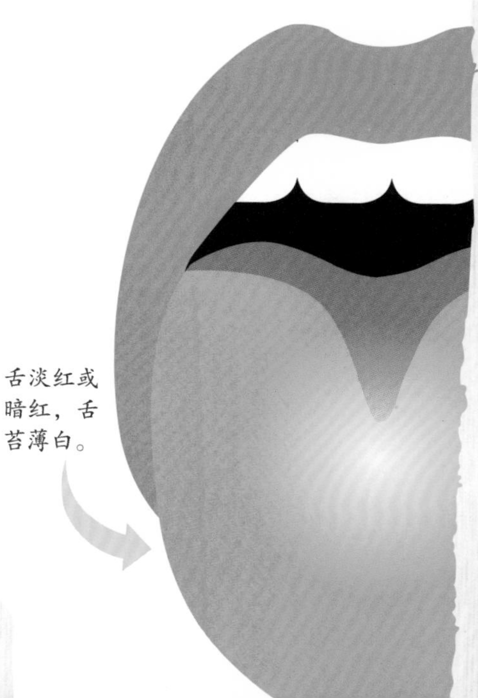

风湿性关节炎的临床症状和病因

风湿性关节炎的常见症状以关节和肌肉呈对称性、游走性疼痛，并伴有红、肿、热的炎症表现为主。本病与溶血性链球菌感染、受寒、疲劳过度、身体虚弱、气血运行不畅、机体防御功能低下及损伤、营养不良等因素有关。如果得了风湿性关节炎应尽快治疗调理，否则会造成行动不便。

风湿性关节炎这样调养

风湿性关节炎患者在饮食上应多吃一些易消化、高能量的食物，以增强抵抗力；少食辛辣、冰冷及油腻的食物。缓解期应适当进行关节功能的锻炼，如关节的外展、上举等。注意，急性疼痛发作期应卧床休息，避免剧烈运动。同时，要注意关节部位的保暖，阴雨天少出门，不可穿潮湿的衣服，洗澡后也要及时擦干身体。

按摩疗法

按摩犊鼻穴

经常按摩犊鼻穴可祛风湿、散风寒、利关节、通经络、止痹痛等。

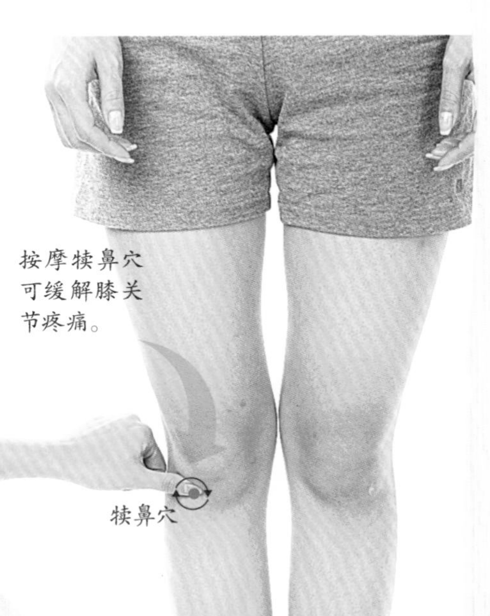

按摩犊鼻穴可缓解膝关节疼痛。

艾灸疗法

艾灸足三里等穴

艾灸可以祛风、散寒、除湿、缓解疼痛。先艾灸足三里穴、三阴交穴、太溪穴以滋补肝肾、补气养血；接着艾灸阿是穴以通络止痛；再艾灸大杼穴、阳陵泉穴以舒筋利节。

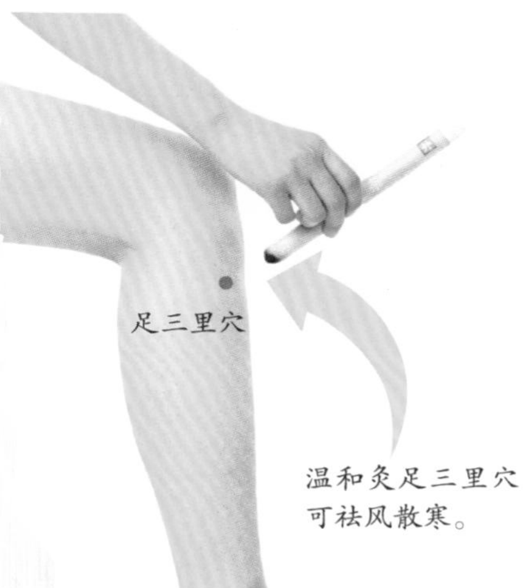

温和灸足三里穴可祛风散寒。

神经系统疾病

失眠

失眠又称“不寐”，是经常不能正常睡眠的一种病症，会导致白天精神状况不佳、反应迟钝、疲倦乏力，严重影响日常生活和工作学习。

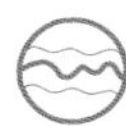

脉诊法

失眠患者脉多弦数，症见急躁易怒、失眠多梦，多为肝郁化火所致。

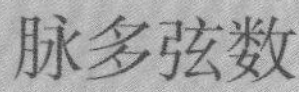

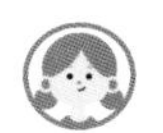

面诊法

白睛上布满红血丝；下眼睑青黑，多提示失眠、多梦。

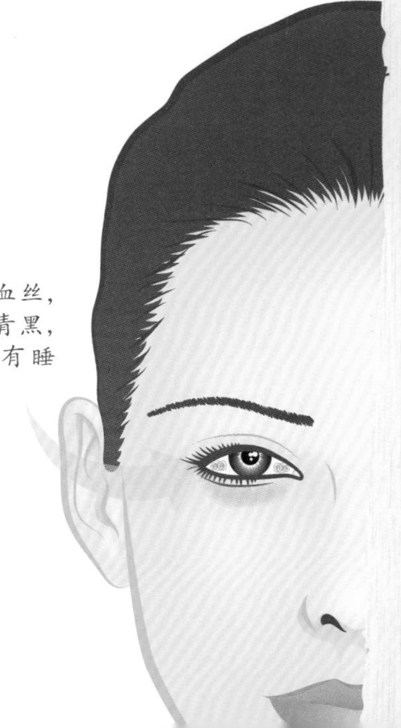

失眠的临床症状和病因

失眠的表现为难以入睡、睡后易醒、睡眠不实，并伴有疲劳、记忆力下降、反应迟缓、注意力不集中、头痛等症状。中医认为心主神志，心气不足不能养神，或阴血亏虚、阴虚内热，或肝郁气滞、痰热内扰等均可导致失眠。

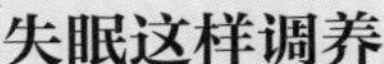

失眠这样调养

失眠患者要养成良好的生活习惯，定时休息，睡前不饮浓茶、咖啡。保持平和的心态，忌焦虑、紧张、抑郁。睡前宜放松身心。

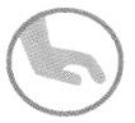

按摩疗法

按摩百会穴等

先用拇指顺时针和逆时针各按摩百会穴 50 次，再用拇指指端按压内关穴 3 分钟，最后用拇指指尖掐按少冲穴 1 分钟，可以保养心脏、宁心安神，有效缓解失眠。

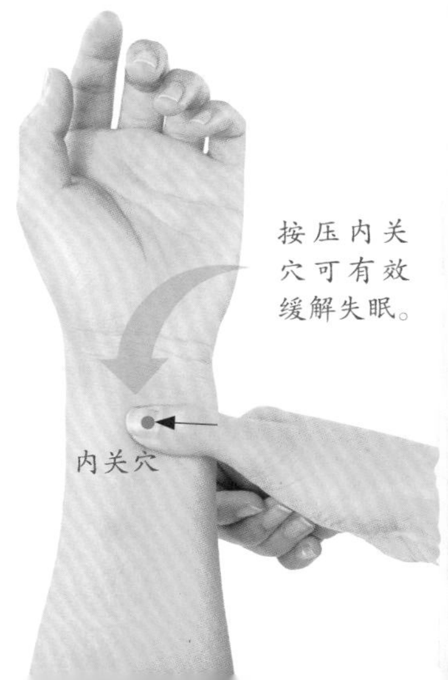

药膳疗法

小麦红枣甘草饮

小麦 30 克，红枣 5 颗，甘草 10 克。小麦、红枣、甘草洗净备用。将甘草放入砂锅内加水煎煮，连煎 2 次，然后将药汁混合备用。将小麦、红枣及甘草汁一起放入煲内，煮至小麦、红枣熟烂即可。

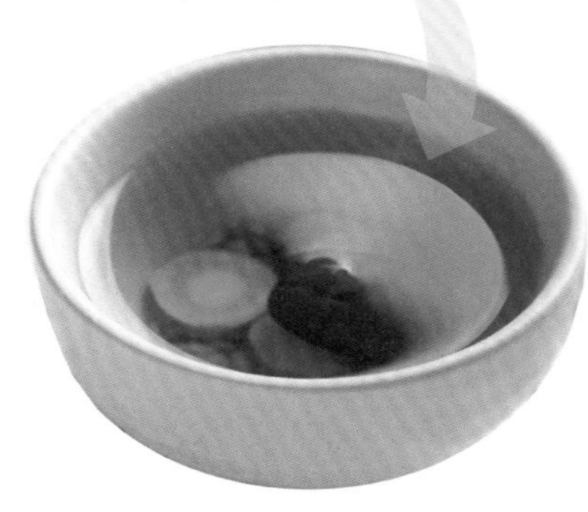

神经衰弱

神经衰弱是由于精神长期处于过度紧张状态，精神负担过重或受到创伤，大脑功能失调而产生各种临床症状的一种脑神经功能性疾病。

脉诊法

脉弦，多为肝气郁结所致；脉弦数，多为气郁化火所致；脉弦或涩，多为血行淤滞所致；脉弦滑，多为痰气郁结所致。

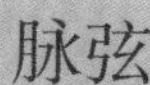

面诊法

耳部心区见圆形皱褶，耳垂前区见片状白色改变，可能提示患有神经衰弱。

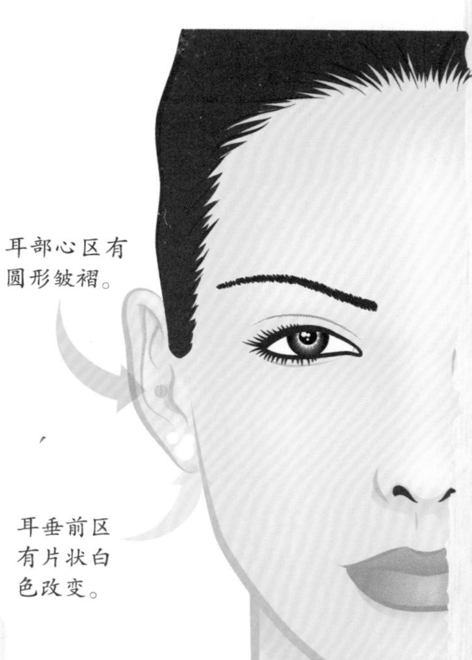

神经衰弱的临床症状和病因

常见临床症状有情绪不稳定、紧张性头痛、精神易亢奋、疲劳、睡眠障碍、自主神经功能紊乱等。神经衰弱与长期精神抑郁、思虑过度、精神紧张关系密切。

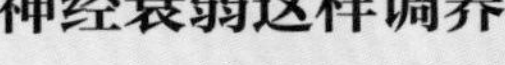

神经衰弱这样调养

神经衰弱患者主要由心病引起，要学会自我调节,避免精神紧张,注意休息。晚上不宜喝浓茶和含咖啡因的饮料。多进行体育锻炼，以增强体质。学会自我调节，正确面对生活中的不如意和压力，培养乐观豁达的态度。

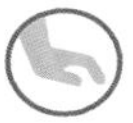

按摩疗法

按摩百会穴

按摩百会穴具有开窍醒脑、平肝息风的功效。每天按摩百会穴 3~5 分钟，可缓解神经衰弱导致的失眠、头晕、头痛等症状。

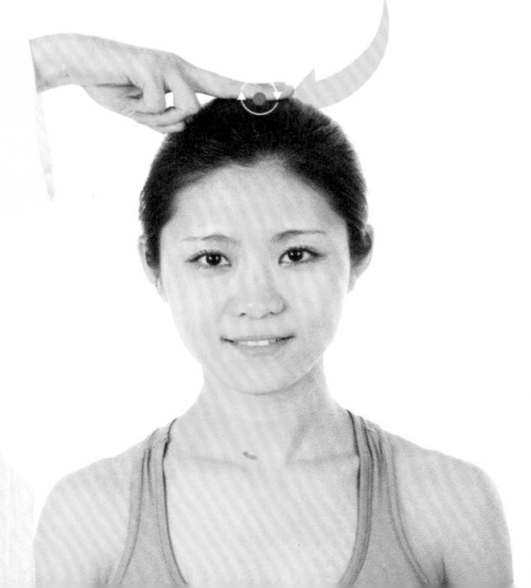

按摩百会穴可改善失眠、头晕等症状。

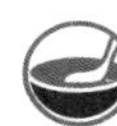

药膳疗法

天麻鸡汤

母鸡 1 只，天麻 15 克，水发香菇 50 克，高汤 500 毫升，葱、姜各适量。天麻洗净切片，蒸 10 分钟取出；母鸡切块，放葱、姜煸炒，加高汤，烧开后用小火炖 40 分钟，再加香菇、天麻片焖 5 分钟即可。

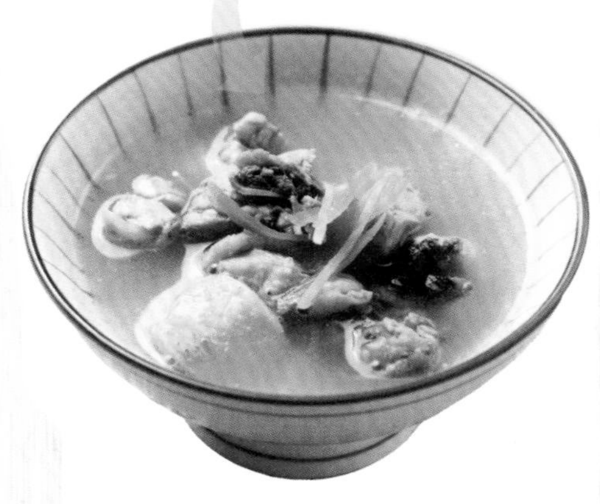

天麻镇定安神，可缓解神经衰弱。

头痛

头痛是指由于外感或内伤，脉络绌急或失养、清窍不利所引起的一种以头部疼痛为主要表现的病症。国际头痛学会将头痛分为原发性头痛、继发性头痛和其他类型头痛。

脉诊法

头痛患者脉象多样。脉浮紧，多为风寒犯头所致；脉浮数，多为风热犯头所致；脉濡滑，多为风湿犯头所致；脉沉弦有力，多为肝阳上亢所致。

脉浮紧

脉浮数

脉濡滑

脉沉弦有力

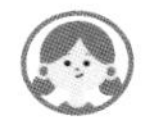 面诊法

头痛患者因长期睡眠不足，大多白睛内有红血丝；严重者甚至会出现鼻子歪斜的现象。

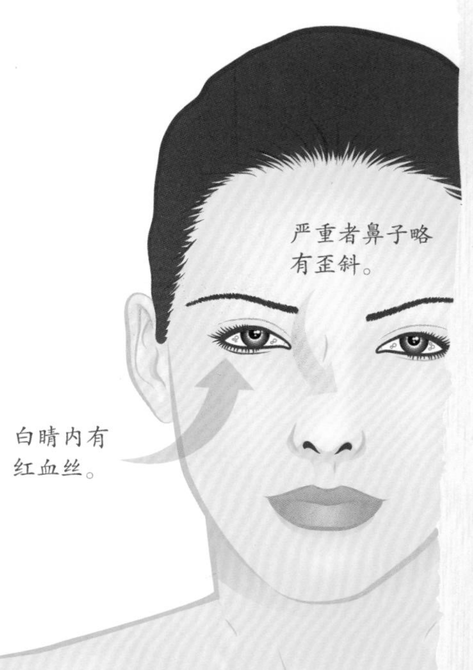

头痛的临床症状和病因

头痛呈发作性，多偏于一侧，每日至数周发作 1 次，每次持续时间不等，头痛剧烈，同时伴有眼胀、出汗等症状。该病可见于任何年龄，以女性多见。起病突然，反复发作，可因疲劳、失眠、情绪激动等情况诱发。

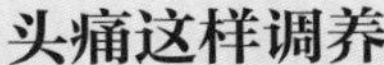

头痛这样调养

日常应避免吸烟、饮酒以及过量食用高脂肪食物，同时应进行适当的体育运动。在日常也要注意保持情绪的平和与稳定，注意劳逸结合，培养积极健康的业余爱好及高尚的生活情趣。

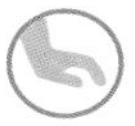

按摩疗法

按摩风池穴

用两手拇指指腹按摩风池穴 3~5 分钟，力度由轻渐重，以有酸胀感为宜。每天 1 次，头痛较重者每天 2 次，可缓解头痛。

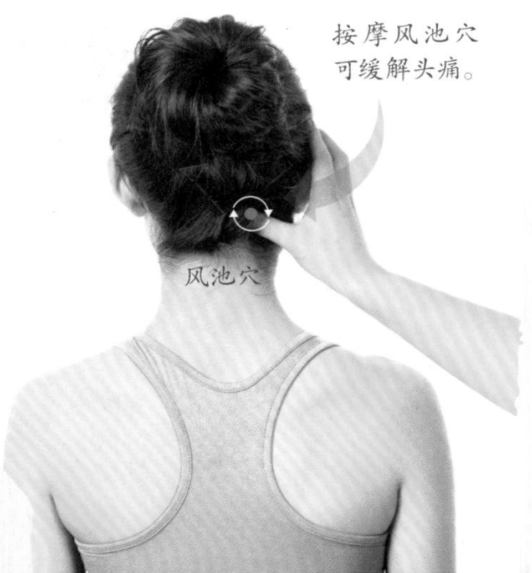

按摩风池穴可缓解头痛。

艾灸疗法

艾灸率谷穴

率谷穴在耳孔直上入发际 2 横指处。点燃艾条，距离率谷穴 3~5 厘米，温和灸 10 分钟左右，以穴位皮肤感到温热、舒适为宜。头痛时艾灸率谷穴可清热散风、缓解头痛。

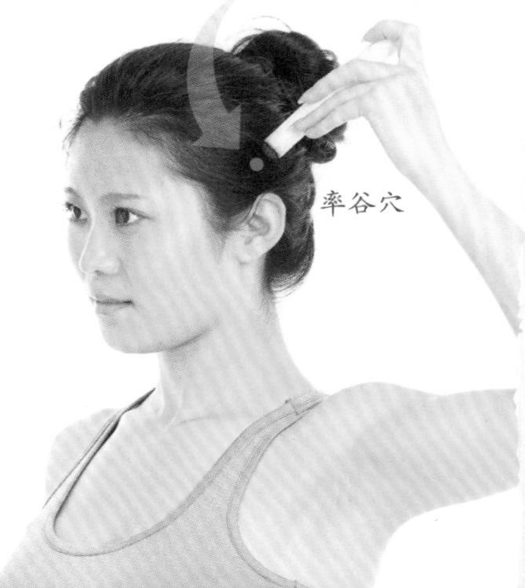

温和灸率谷穴可清热散风。

脑动脉硬化

脑动脉硬化是在全身动脉硬化的基础上，脑动脉发生弥漫性粥样硬化，致使管腔狭窄，小血管闭塞，脑部供血量减少，从而引起的一系列神经和精神症状。

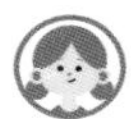

面诊法

面部太阳穴处可能有青筋凸起、扭曲；双眼白睛部分经常有出血斑点。

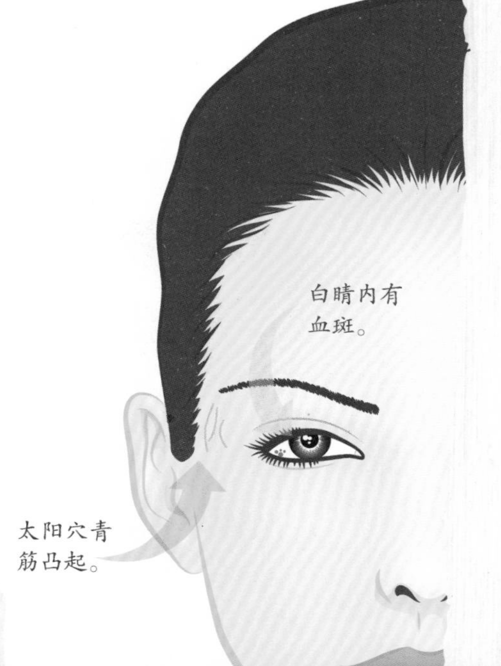

舌诊法

脑动脉硬化患者大多血脂水平比较高，血行不畅，痰浊内阻，津液运行不畅，导致舌质红、干燥、发暗，舌苔黄厚。值得注意的是，其他病症也会出现上述情况，应谨慎鉴别。

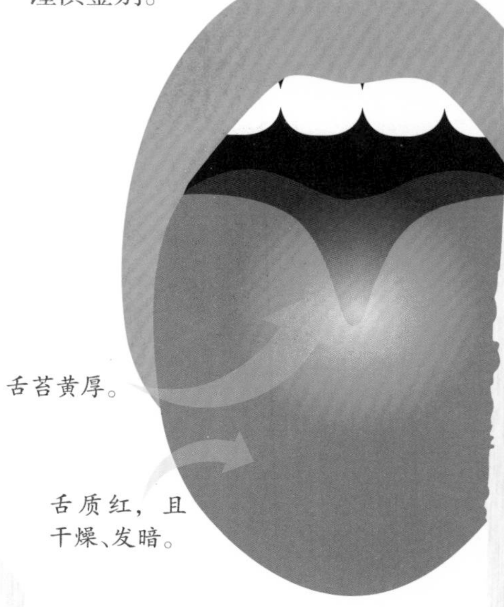

脑动脉硬化的临床症状和病因

临床表现为头晕、头痛、记忆力减退、情绪不稳、思维迟缓、睡眠障碍等症状。脑动脉硬化多发于中老年人。本病的发病机制目前仍不明确，临床中发现，高血压、高血脂、糖尿病患者并发脑动脉硬化者较多。

脑动脉硬化这样调养

饮食宜清淡、少盐；多补充蛋白质，避免血管硬化；减少肉类的摄入；戒烟戒酒。日常可以做一些较为和缓的运动，如散步、做体操、打太极拳等。同时，要避免精神紧张和情绪波动，以减少脑血管痉挛的发生；注意劳逸结合，保持情绪的稳定。

按摩疗法

按摩内关穴、神门穴等

用拇指指端点按内关穴1~3分钟，可益气行血、化瘀通络，防治动脉硬化；用拇指指腹按揉神门穴1~2分钟，可镇静安神，缓解脑动脉硬化引起的失眠、头痛等不适。

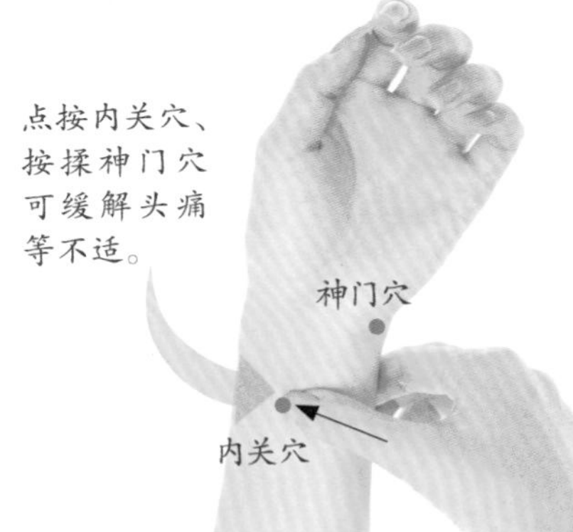

点按内关穴、按揉神门穴可缓解头痛等不适。

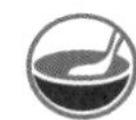

药膳疗法

枸杞子鸡蛋羹

鸡蛋2个，枸杞子6克，盐适量。将鸡蛋打入碗中，加入枸杞子，再加适量清水和盐打散，入锅蒸熟即可。

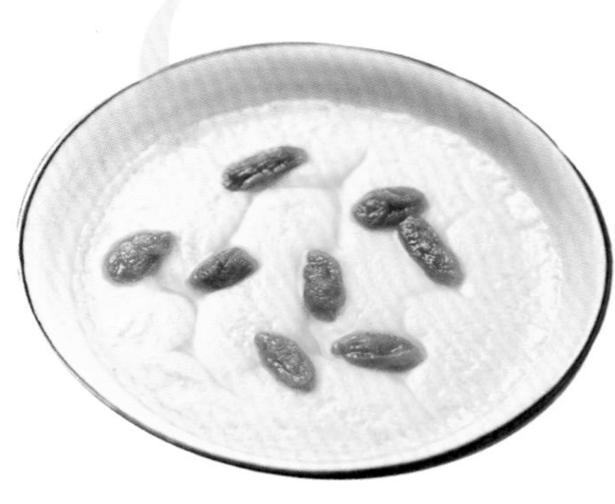

此羹尤其适合老年人食用。

脑出血

脑出血也叫“脑溢血”，为颅内实质性内出血，血管破裂而血液溢出，是一种危及生命的突发性疾病。多见于有“三高”和动脉硬化等病史的中老年人。

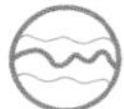 脉诊法

脑出血患者多为弦脉，因病因不同可合并其他脉象。脉弦滑，为风痰、瘀血痹阻脉络所致；脉弦数有力，为肝阳暴亢、风火上扰所致；脉弦滑，为痰热腑实、风痰上扰所致。

脉弦滑

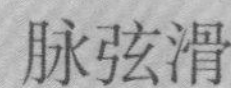

脉弦数有力

脉弦滑

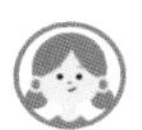 面诊法

双眼虹膜可能有较大的紫色斑块出现。

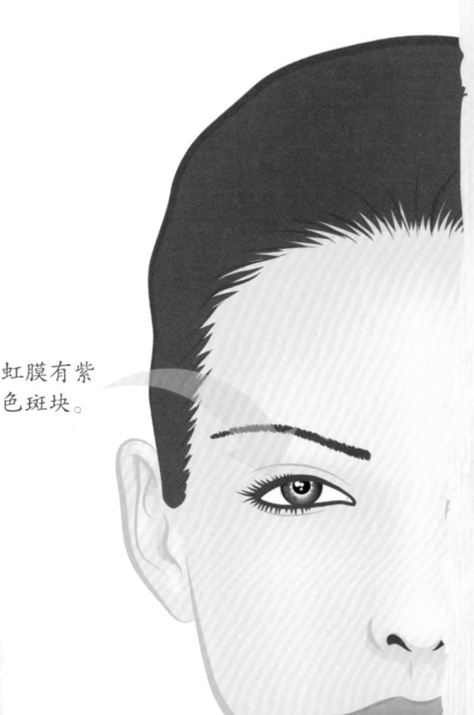

脑出血的临床症状和病因

脑出血的典型症状为：说话和理解困难；面部和四肢麻木；视力障碍；行动困难。有的患者会出现剧烈头痛、出血后血压明显升高等症状。脑出血与高脂血、糖尿病、高血压、血管老化等密切相关。

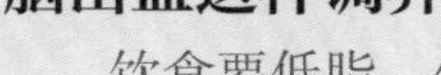

脑出血这样调养

饮食要低脂、少盐、低糖，少食多餐，食用易消化食物，多吃富含叶酸的食物，如菠菜、芦笋、豆类等，可降低冠心病和脑卒中的发病率。老年人要格外留神，避免摔倒；不要做剧烈运动，可以做一些舒缓的运动，如散步、打太极拳等。劳逸结合，避免劳累；保持平和的心态，注意情绪不要过于激动；控制好血压。

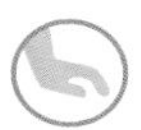 按摩疗法

按摩廉泉穴、神门穴等

脑出血容易导致语言和运动功能出现障碍，按摩廉泉穴、神门穴、太溪穴可缓解脑出血导致的语言功能障碍；按摩足三里穴、阳陵泉穴、承山穴、委中穴、涌泉穴可促进腿部功能的恢复。

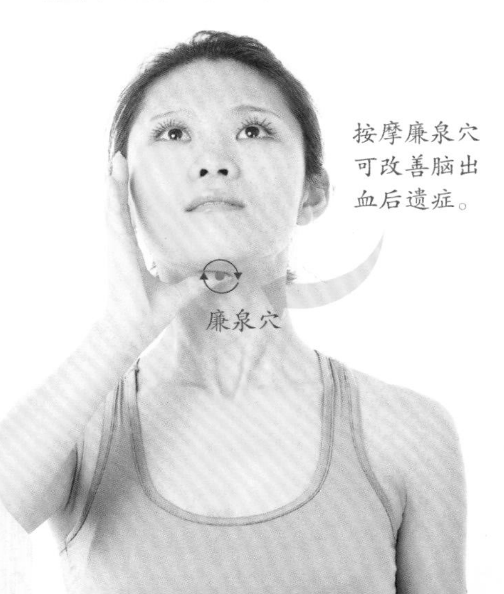

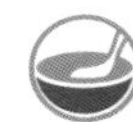 药膳疗法

黄芪香菇鸡肉煲

黄芪 20 克，香菇 30 克，枸杞子 15 克，鸡胸肉 150 克，姜片、盐各适量。鸡胸肉切块，香菇切片，加适量水，放入黄芪、枸杞子、姜片和盐煮沸，再小火炖至鸡肉熟烂即可。此汤适用于肾虚型脑出血患者。

黄芪可改善心肌供血，对脑出血引起的相关症状有一定的缓解作用。

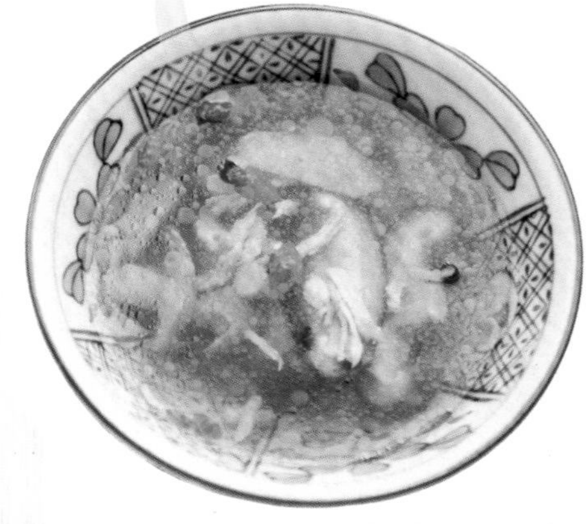

妇科疾病

月经不调

月经不调是妇科常见病，指月经周期和经量、色、质上的病理变化，表现为月经周期或出血量的异常，可伴月经前、经期时腹痛及全身不适症状。

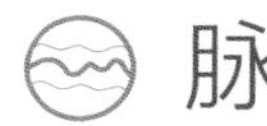

脉诊法

月经不调患者脉象多样。脉弦数或滑数有力，多为实热证；脉细数，多为血热伤津、阴亏血少所致；脉沉涩，多为气滞血淤、冲任不畅所致。

脉弦数
或滑数有力

脉细数

脉沉涩

面诊法

月经不调的女性多面色暗黄。

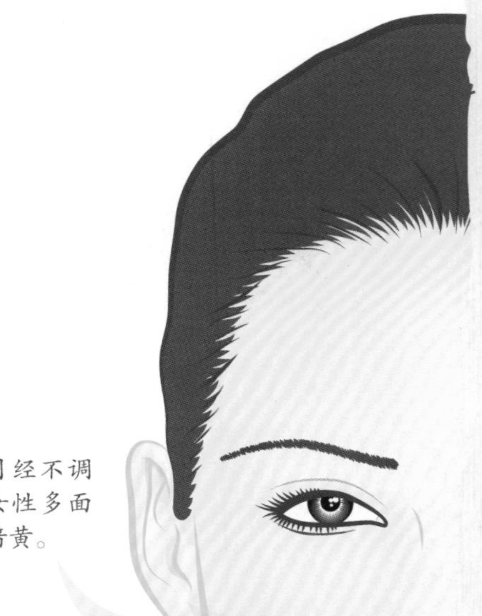

患月经不调的女性多面色暗黄。

月经不调的临床症状和病因

月经不调临床表现为月经周期不规律，经血或多或少，来月经时还会伴有腹痛、腰痛，甚至全身酸痛。受寒、饮食不规律、情绪不舒畅等都会导致月经不调；肾气虚、气血淤滞、气血两虚等也会导致月经不调。

月经不调这样调养

气血不足者，可吃补血补气食物；气滞血淤者，可吃活血化瘀的食物。非经期时，选择适合自己的有氧运动，通过运动增强体质，调节内分泌。日常要放松身心，保持心情愉快，同时要注意保暖和经期卫生。

艾灸疗法

艾灸中极穴、关元穴等

取中极穴，以调经止痛；取关元穴，以补肾生精；取气海穴，以升阳补气；取三阴交穴，可促进气血化生。先后温和灸这几个穴位，每个穴位灸 10~15 分钟，可缓解月经不调。

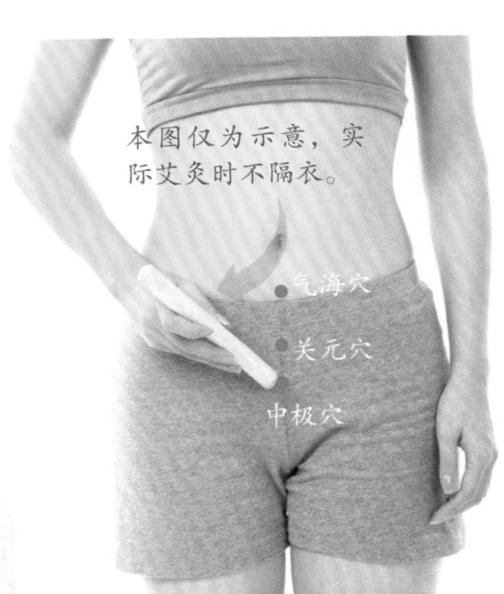

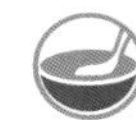

药膳疗法

黑豆汤

取黑豆 50 克洗净。在锅中加入适量水，放入黑豆，大火烧沸后再小火煮 10 分钟左右。加水不宜过多。此汤适用于肾虚引起的月经不调。

黑豆可补血养肾，对肾虚引起的月经不调有一定的改善作用。

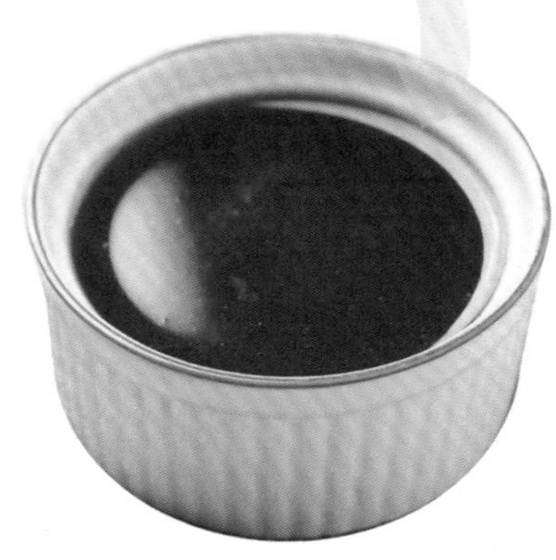

乳腺增生

乳腺增生[①]是指乳腺上皮和纤维组织增生，乳腺组织导管和乳腺小叶在结构上的退行性病变及进行性结缔组织的增生。乳腺增生是常见的乳房疾病。

①很多人认为，乳腺增生是女性的“专属疾病”，其实不然，男性同样可能患病，而且男性患者的数量并不少。因为乳腺增生给女性患者带来的困扰和痛苦较大，所以本书将乳腺增生放在“妇科疾病”部分中。

 脉诊法

乳腺增生患者多为细脉和弦脉，因病因不同可合并其他脉象。脉细，多为心脾受损所致；脉弦，多为肝郁不舒所致；脉弦细，多为肝郁气滞、气血亏虚所致；脉濡数，多为湿热内扰所致；脉细数，多为阴虚火旺所致；脉细涩，多为痰淤凝滞所致。

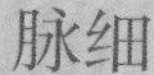

脉细

脉弦

脉弦细

脉濡数

脉细数

脉细涩

 面诊法

目内眦处生有凸起的肉结，且伴有胸部不适，可能提示患有乳腺增生。

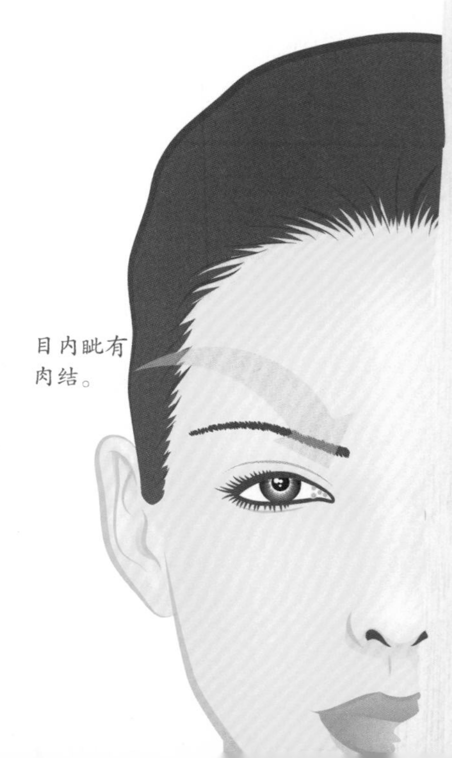

乳腺增生的临床症状和病因

乳腺增生表现为乳房周期性疼痛，每月月经前疼痛加剧，经期结束后疼痛缓解或消失。严重者经前经后均呈现持续性疼痛。乳腺增生是由内分泌功能紊乱引起的，情绪不好、心情烦躁等心理因素也是致病因素。

乳腺增生这样调养

乳腺增生患者除严格遵照医嘱服药进行治疗外，还应注意饮食，以低脂肪、富含维生素的食物为主，保证营养均衡，防止肥胖。日常应坚持体育锻炼，同时要学会调整心情，及时疏解负面情绪。

艾灸疗法

艾灸乳根穴、中府穴等

取乳根穴、中府穴、膻中穴以宽胸理气，缓解乳房疼痛；取足三里穴、丰隆穴、三阴交穴以活血止痛。温和灸以上穴位，每穴灸15分钟，每天1次。

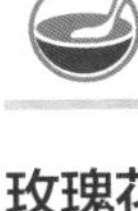

药膳疗法

玫瑰花海带汤

玫瑰花15克，海带50克，陈皮5克。海带洗净，切丝；陈皮洗净，撕条；玫瑰花、海带和陈皮放入砂锅中，煲40分钟即可。这道汤适用于肝郁痰凝引起的乳腺增生。

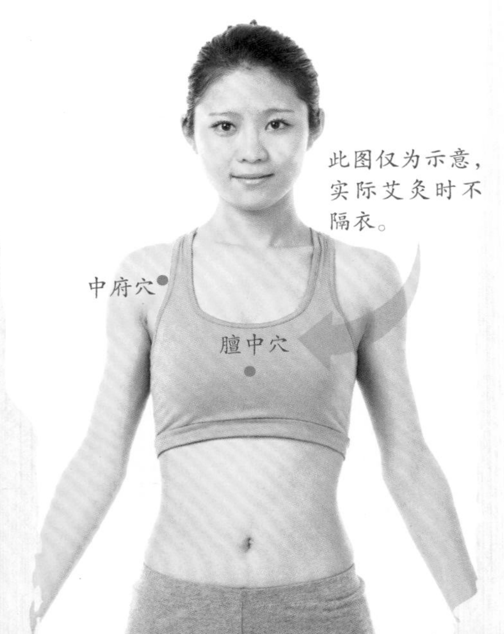

此图仅为示意，实际艾灸时不隔衣。

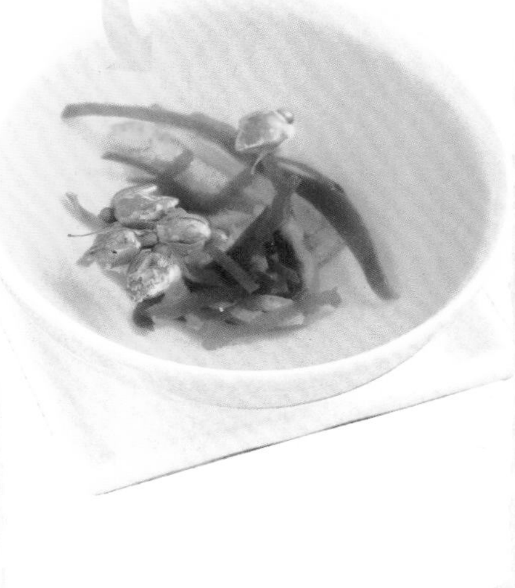

玫瑰花理气开郁、活血化瘀效果较好。

卵巢囊肿

卵巢囊肿为女性常见妇科疾病，其表现为卵巢一侧或双侧出现囊性或实性肿物。囊性肿物一般有完整的包膜，里面为清亮液体或血样液体，或像巧克力一样浓稠的暗血色液体。患者以 20~50 岁女性较为多见。

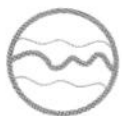 脉诊法

卵巢囊肿患者脉象多弦涩，但是因病因不同会出现其他的脉象。脉弦涩，多为气滞血淤所致；脉弦紧，多为寒凝血淤所致；脉沉滑，多为痰湿淤阻所致；脉沉涩，多为肾虚血淤所致；脉弦细涩，多为湿热瘀阻所致。

脉弦涩

脉弦紧

脉沉滑

脉沉涩

脉弦细涩

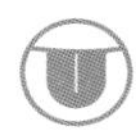 舌诊法

在舌诊中，如果发现卵巢囊肿患者舌头上有紫色斑点、斑块，可能提示血淤；舌边有齿痕或舌体胖大，可能提示痰湿或水湿。

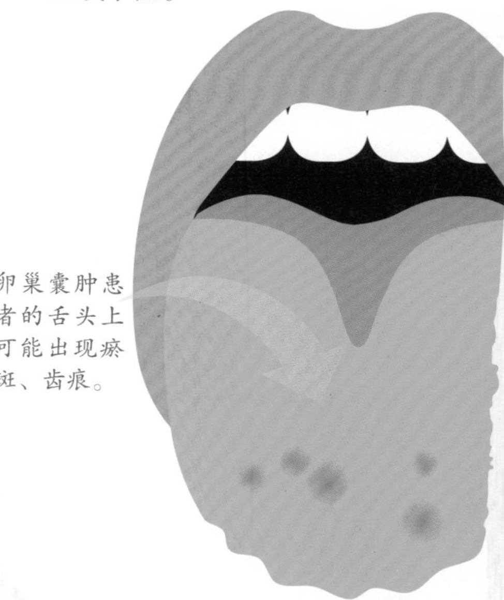

卵巢囊肿患者的舌头上可能出现瘀斑、齿痕。

卵巢囊肿的临床症状和病因

卵巢囊肿临床表现为中等大小的腹内包块，一般无触痛，往往能自盆腔推移至腹腔。卵巢囊肿的致病因素比较复杂，如遗传、内分泌失调、病毒感染等，其中内分泌失调是主要致病因素。

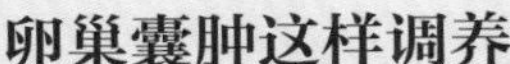

卵巢囊肿这样调养

卵巢囊肿患者应注意饮食清淡，不吃辛辣刺激性或含有雌激素的食物或保健品，多补充维生素和钙质。注意锻炼身体，增强体质。日常放松身心，保持乐观开朗的心态。

艾灸疗法

艾灸中极穴等

中极穴可补中益气；关元穴可调经、通下焦；归来穴可温经散寒、活血化瘀。艾灸这些穴位可有效缓解卵巢囊肿。

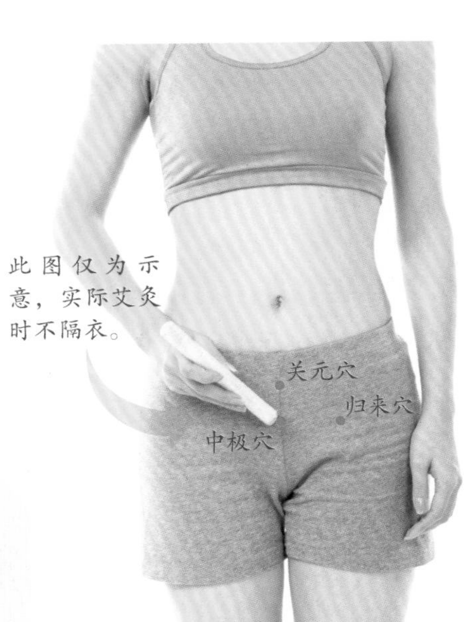

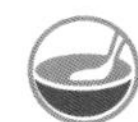

药膳疗法

山楂木耳红糖汤

山楂 50 克，泡发木耳 30 克，红糖适量。将山楂水煎约 500 毫升，去渣，加入泡发的木耳，小火煨烂，加入红糖拌匀即可。此汤可以活血化瘀，缓解卵巢囊肿引起的月经不调。

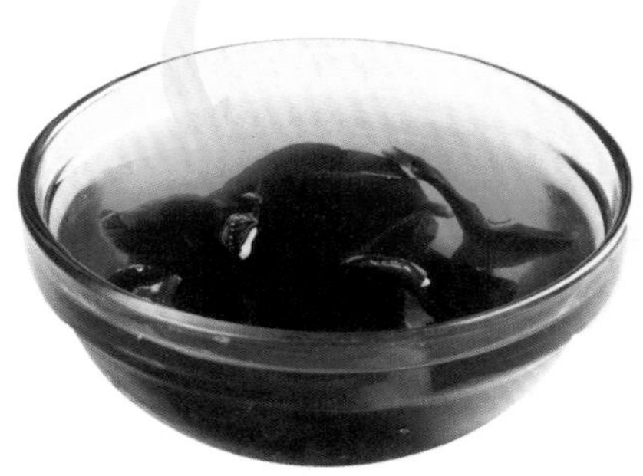

子宫肌瘤

子宫肌瘤以子宫增大、月经异常为主要症状，为女性生殖器较常见的良性肿瘤，是由于子宫平滑肌及结缔组织病变引起的。多见于中年妇女。

脉诊法

脉沉弦，多为气滞所致；脉沉涩，多为血淤所致；脉弦滑数，多为湿热所致。

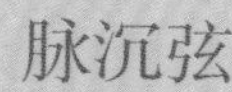

脉沉涩

脉弦滑数

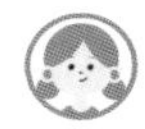

面诊法

女性眼外眦三角区有深色的钩状或螺旋状血管者，可能提示患子宫肌瘤；女性眼外眦角下方有一条或多条深红色血管，可能提示患子宫肌瘤。

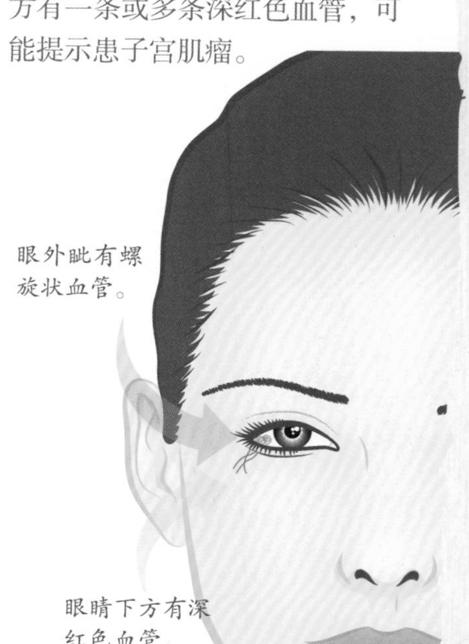

子宫肌瘤的临床症状和病因

子宫肌瘤临床上以下腹部出现包块为主要症状，可出现子宫出血、腹部胀满或疼痛、白带异常、贫血、不孕及流产等。西医认为，子宫肌瘤可能与体内雌激素水平长期过高有关。中医认为，子宫肌瘤与寒凝胞宫、气滞血淤、脾运不健有关。

子宫肌瘤这样调养

因为子宫肌瘤不易察觉，所以中年女性平常更要勤于观察，若发现异常应及时检查。日常生活中做好预防保健，饮食宜清淡，不宜食含有雌激素的食物或保健品。同时应放松心情，保持积极乐观的心态。

艾灸疗法

艾灸曲骨穴、关元穴等

取曲骨穴、关元穴、子宫穴以行气活血、化痰逐瘀。温和灸这些穴位，每穴每次 15 分钟左右，以皮肤感到温热、舒适为宜。

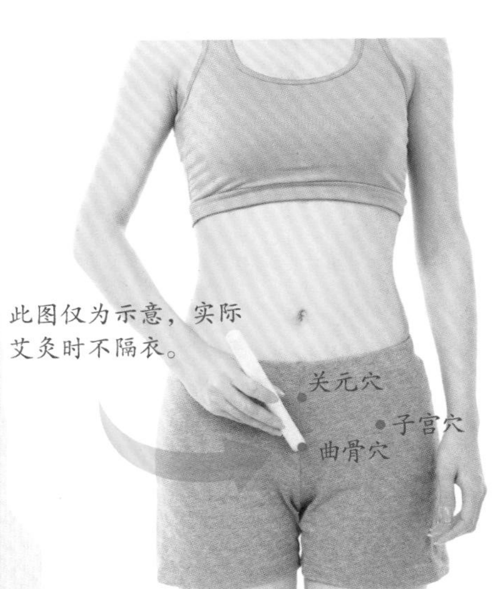

此图仅为示意，实际艾灸时不隔衣。

药膳疗法

王不留行牡蛎汤

王不留行 20 克， 夏枯草、生牡蛎各 30 克，紫苏子 25 克。将所有原料分别洗净，一同放入砂锅中煲 30 分钟。王不留行可活血通经、消肿止痛。

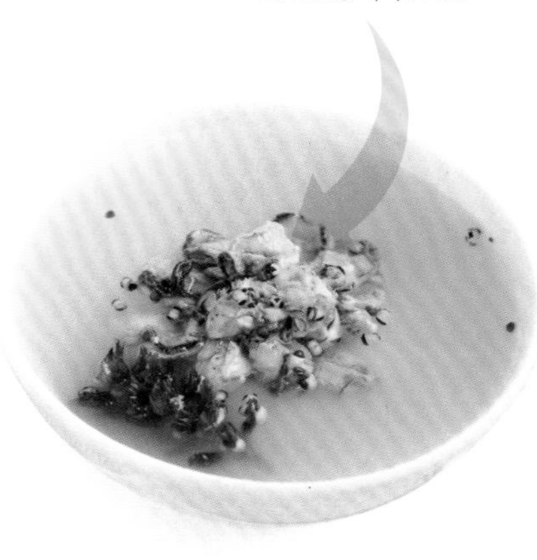

此汤适合气滞血淤型患者食用。

痛经

痛经指行经前后或经期出现下腹部疼痛、坠胀，并伴有腰酸或其他全身不适。痛经可分为原发性痛经和继发性痛经。原发性痛经不是器质性疾病，是月经期间出现的周期性疼痛；继发性痛经是盆腔器质性疾病导致的，如子宫内膜异位症等。

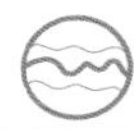 脉诊法

痛经患者脉象多样。脉弦紧，多为气滞血淤所致；脉沉紧或细迟，多为寒邪凝滞所致；脉濡滑数，多为湿热蕴阻所致；脉濡细，多为气血虚寒所致。

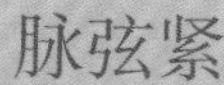

脉沉紧或细迟

脉濡滑数

脉濡细

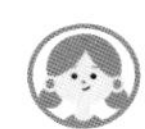 面诊法

患有痛经的女性多面色苍白或暗黄。

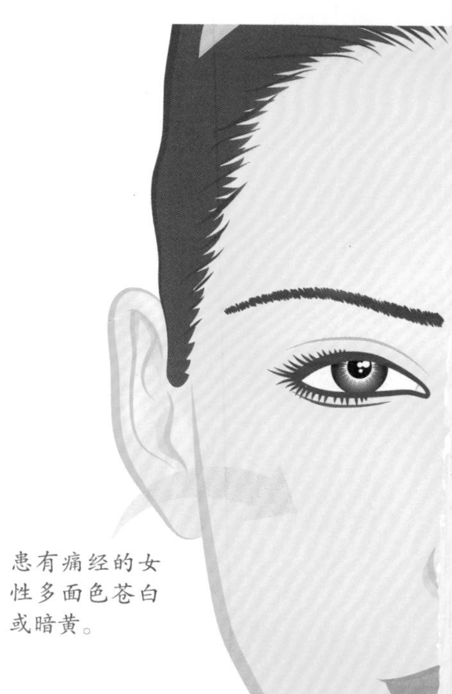

患有痛经的女性多面色苍白或暗黄。

痛经的临床症状和病因

痛经主要表现为伴随月经周期规律性小腹痉挛痛或胀痛，有时还会出现乳房胀痛、恶心、四肢冰凉等症状。原发性痛经是由于子宫血流受阻，子宫缺血、缺氧引起的；继发性痛经是由妇科病、肿瘤、反复人工流产等导致的。

痛经这样调养

经期忌吃生冷寒凉、辛辣刺激性、肥甘厚腻的食物，忌饮浓茶、咖啡、烈酒等饮品。经期前一周，应饮食清淡，且富有营养。经期注意保暖，避免强烈的精神刺激；不要剧烈运动；避免过度操劳。

艾灸疗法

艾灸关元穴、合谷穴等

精血不足者可取关元穴补益精血；取合谷穴、三阴交穴畅达气血、活血止痛；取十七椎穴舒筋活络、通经止痛。温和灸以上穴位，每穴灸 15 分钟左右。

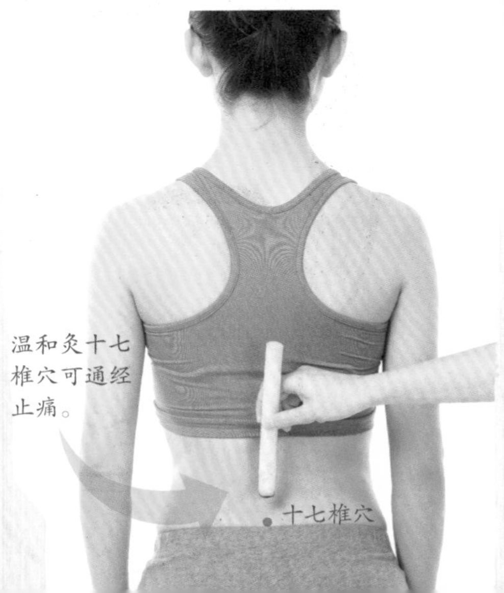

温和灸十七椎穴可通经止痛。

药膳疗法

陈皮红枣茶

陈皮 5 克，红枣 2 颗。将陈皮、红枣洗净，一同放入砂锅中，加适量水，大火煮沸，再小火煮 20 分钟，温热饮用。此茶益气健脾、补气养血，适合痛经患者。

陈皮益气，红枣补血，适合痛经患者饮用。

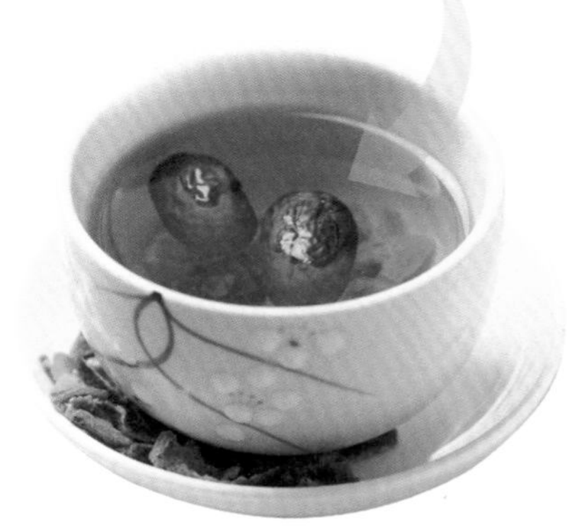

男科疾病

阳痿

阳痿是指男子未到性功能衰退时期，虽有性欲，但阴茎不能勃起，或虽勃起而不坚实，或不能持续一定的时间。

脉诊法

阳痿患者脉象多弦或细。脉细，多为心脾受损所致；脉弦，多为肝郁不舒所致；脉沉弦细，多为肝肾亏虚所致；脉濡数，多为湿热下注所致。

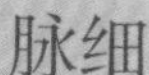

脉细

脉弦

脉沉弦细

脉濡数

面诊法

阳痿患者多面色萎黄，舌淡苔薄白，精神萎靡。

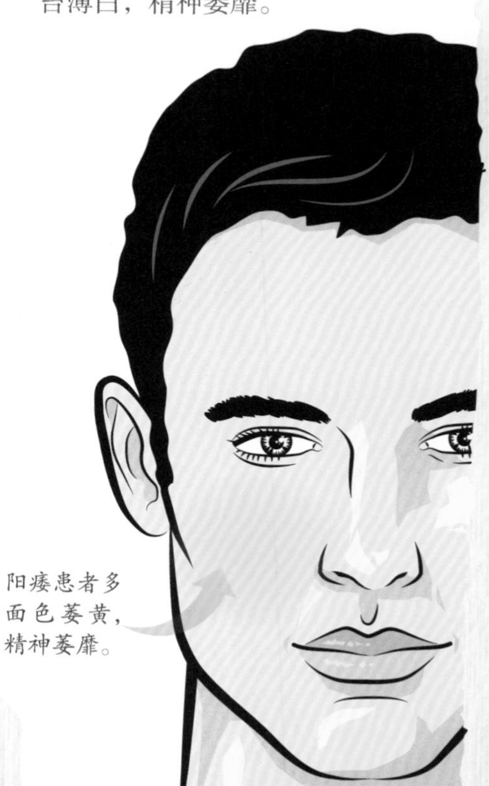

阳痿患者多面色萎黄，精神萎靡。

阳痿的临床症状和病因

多伴有焦虑、惊恐、神疲乏力、腰膝酸软、畏寒肢冷、小便不畅、淋漓不尽等症状。阳痿的发病原因主要为房事过度、恐吓大惊、思虑心烦、泌尿系统感染、肝气郁结等。

阳痿这样调养

阳痿是男性常见的生殖系统疾病，可从以下几方面进行预防和调理：一要注意饮食。本病偏虚者较多，应适当补充营养。可适当进食温补食物，如羊肉、牛肉、红枣、核桃等，忌生冷、寒凉食物。二要多进行体育锻炼。运动能畅通气血，可根据自身情况选择适合的运动，如长跑、游泳、打球等。三要心态乐观。同时要注意劳逸结合，多参加文体活动，培养健康高尚的业余爱好，保持精神愉快。

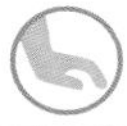 按摩疗法

按摩腰阳关穴

腰阳关穴是人体元阴、元阳的交汇之所，可以补肾气、益精血，起到阴阳双补的功效。对腰阳关穴进行适当的按摩，对阳痿等男性生殖系统疾病有缓解和预防作用。

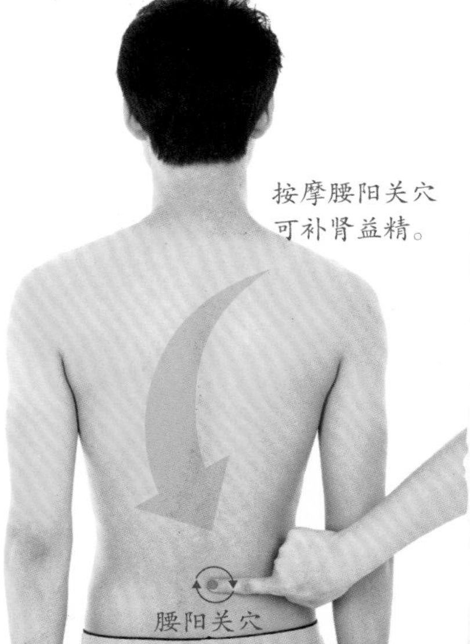

按摩腰阳关穴可补肾益精。

 药膳疗法

枸杞子山药羊肉汤

羊肉250克，山药50克，枸杞子、盐、姜片各适量。羊肉洗净切片，汆去血水；山药去皮洗净，切块，切花刀。将所有原料一同放入锅中炖至熟烂，加盐调味即可。此汤可补虚祛寒、温肾壮阳。

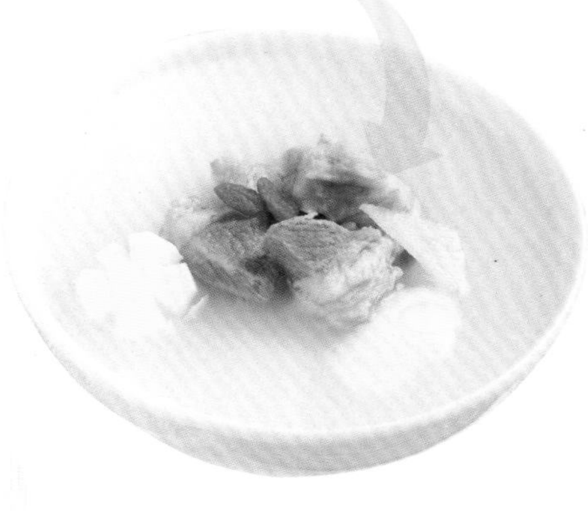

此汤适合肾虚型阳痿患者食用。

遗精

遗精是指不因性生活而精液频繁遗泄的一种病症，多由脾肾亏虚、精关不固，或火旺湿热扰动精室所致。

脉诊法

遗精患者脉象多细数。脉细数，多为阴虚有热、相火妄动所致；脉濡数，多为湿热下注所致；脉沉细无力，多为肾气不固所致。

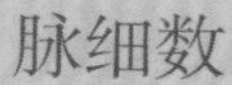

脉濡数

脉沉细无力

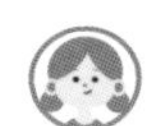

面诊法

频繁遗精者多面色无华，且伴有头昏耳鸣。

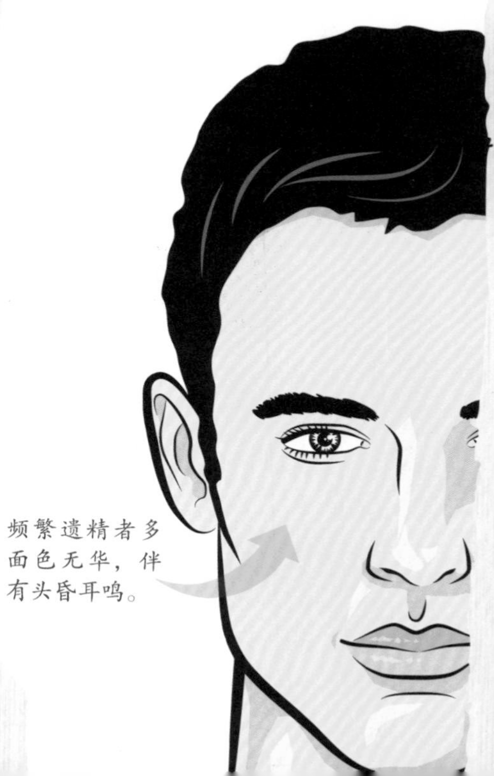

遗精的临床症状和病因

表现为每周 2 次以上遗精，并见头晕、耳鸣、健忘、心悸不安、失眠多梦等症状。部分患者可见尿频、尿急、尿痛等症状。本病主要由房事不节、先天不足、用脑过度、思欲不遂、饮食不节、湿热侵袭等引起。

遗精这样调养

本病以虚证为多，在膳食上宜偏于补益，忌生冷寒凉之物。阴虚火旺者，忌温燥之品；肾气不固者，可吃一些核桃、黑豆等。日常应坚持参加适度的体育活动，如散步、慢跑等，但以不感到劳累为度；同时应注重精神调养，平时应清心寡欲，培养高尚的兴趣爱好。

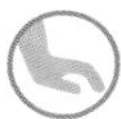

按摩疗法

按摩神门穴

神门穴具有安神、宁心、通络的作用。每次按摩此穴 3~5 分钟，对遗精导致的心悸、失眠等有一定的缓解作用。

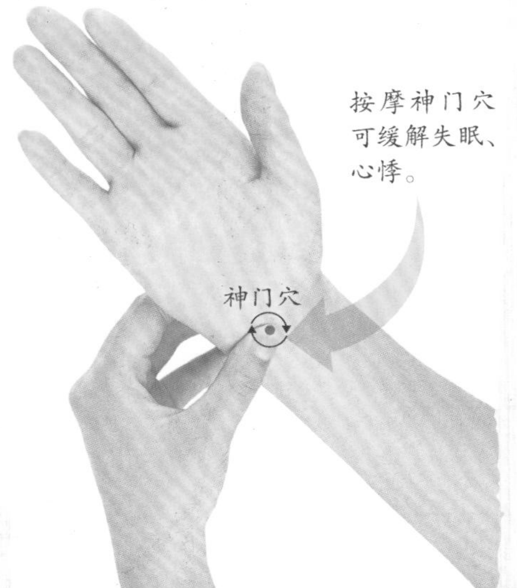

药膳疗法

枸杞子山药炖母鸡

山药 200 克，母鸡 1 只，枸杞子、盐各适量。母鸡洗净切块，加适量水，大火煮至五成熟。山药洗净，去皮切块，放入锅中，再放入枸杞子和盐，同煮至熟烂即可。经常饮用此药膳可补肾气。

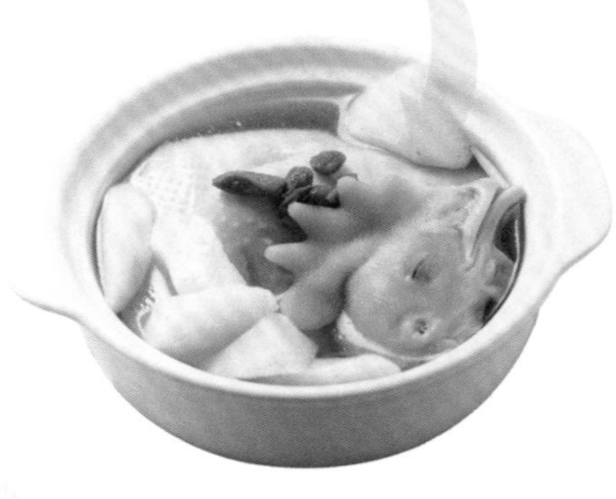

慢性前列腺炎

慢性前列腺炎指各种病因引起的前列腺组织慢性炎症，是男性泌尿外科较常见的疾病，包括慢性细菌性前列腺炎和非细菌性前列腺炎两种。

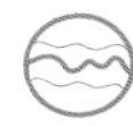 脉诊法

慢性前列腺炎患者脉象多样，以滑数为多。脉滑数，多为膀胱湿热所致；脉弦，多为肝郁所致；脉细涩，多为淤滞所致；脉沉细无力，多为脾气下陷所致。

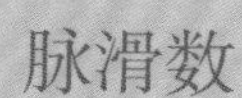

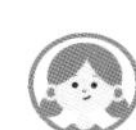 面诊法

男性眼外眦三角区有较深的弯曲状血管，可能提示患有慢性前列腺炎。

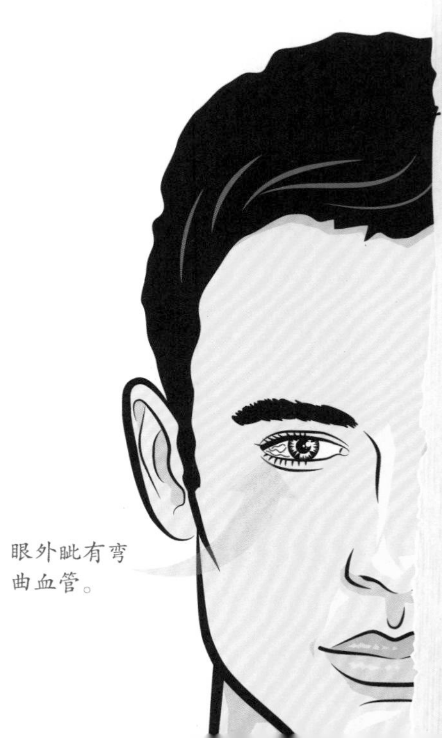

慢性前列腺炎的临床症状和病因

慢性前列腺炎的临床症状有前列腺疼痛、尿频、尿急、尿痛、尿道灼热、尿液浑浊，并伴有头晕耳鸣、失眠多梦，甚至出现阳痿、早泄等。发病原因有前列腺充血、尿液刺激、病原微生物感染、焦虑及抑郁等。

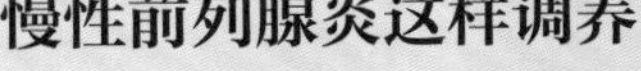

慢性前列腺炎这样调养

轻度的慢性前列腺炎患者可以通过日常调理缓解症状。饮食以清淡为主，少吃辛辣刺激性和酸性较强的食物，不饮烈酒；多吃水果、蔬菜及种子类食物。日常多做提肛运动，可促进前列腺的气血循环，从而缓解炎症。患者要重视心理调节，正确认识慢性前列腺炎，避免过度忧虑，保持心情愉快，增强治疗信心，并积极前往正规医疗机构进行治疗。

按摩疗法

按压会阳穴

会阳穴具有散发水湿、补阳益气的作用。经常按压此处，对泄泻、便血、痔疮、阳痿、前列腺炎等引起的不适具有一定的缓解作用。

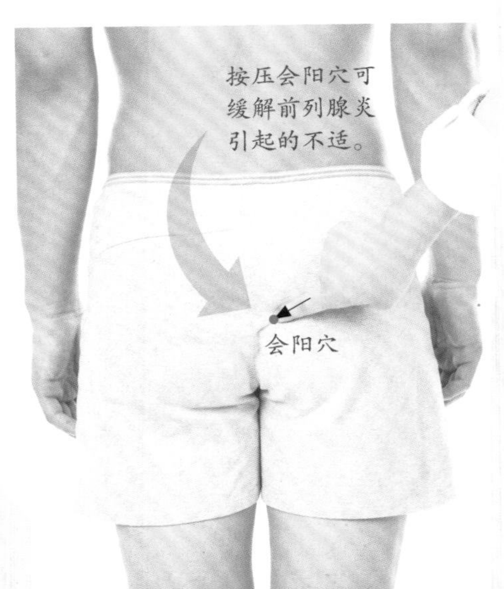

药膳疗法

滑石甘草豆浆汤

滑石粉3克，甘草粉0.5克，豆浆200毫升。将滑石粉和甘草粉倒入碗中，用煮沸的豆浆冲泡，拌匀即可。此汤清利湿热、活血化瘀，可改善前列腺局部血液循环。

此汤应在医生指导下服用。

附录 1：面诊快速入门

面诊属于中医望诊，是通过面部反射区观察脏腑疾病与健康状况的诊断方法。面诊包含的内容很多，这里主要介绍望神、望色、望形体、望头面以及望五官的相关技巧。

望神

所谓望神，即通过观察患者的神志状况、面目表情、语言气息和精神状态，判断机体气血阴阳的盛衰乃至疾病的轻重。在诊疗实践中，患者一般会呈现以下几种状态。

得神

得神即有神，是精气充足、神旺的表现。虽患病却正气未伤，脏腑功能未衰，疾病轻浅，预后良好，多属实证、热证、阳证。

得神的表现：神志清楚，表情自然，眼睛明亮有神，言语清晰，声音洪亮，反应灵敏，动作灵活，体态自如，呼吸平稳。

失神

失神即无神，是精损、气亏、神衰的表现。多因正气大伤，病情较为严重，预后不良，多属虚证、寒证、阴证，常见于重病及慢性病。

失神的表现：精神萎靡不振，目光无神，声音微弱无力，呼吸异常，反应迟缓，动作失灵。

少神

少神即神气不足，介于得神与失神之间。多因精气不足、身体气血亏虚、心脾两虚、肺肾不足所致，多见于虚证或病后恢复期。

少神的表现：目光晦暗，精神不振，面色黯淡少华，反应不灵敏，肢体倦怠，思维迟钝，声低少语。

假神

假神是指垂危患者出现精神暂时“好转”的假象，即俗称的“回光返照”。

假神的表现：久病、重病之人突然精神焕发，想见亲人；或病至语声低微断续，忽而清亮起来；或面色由晦暗转为泛红；或原本毫无食欲，突然食欲大增。

神乱

神乱即精神错乱。

神乱的表现：癫，表情淡漠，沉默寡言，喃喃自语，哭笑无常；狂，狂躁不安，呼号怒骂，打人毁物，登高而歌，弃衣而走；痫，突然昏倒，口吐涎沫，牙关紧闭，四肢抽搐，醒后如常。

望色

望色即观察面色。

面色青，主寒证、痛证和肝病。气血不通、脉络阻滞是导致面色发青的主要原因。

面色赤，主热证。血液充盈于皮肤，脉络则显现为红色。血得热则行，脉络充盈，所以热证多见赤色。

面色黄，主虚证和湿证。黄色是脾虚湿蕴的表现。脾主运化，若脾失健运，水湿不化，或脾虚失运，水谷精微不得化生气血，致使肌肤失于充养，则见黄色。

面色白，主虚证。血脉空虚的患者面色显现苍白。

面色黑，主肾虚、寒证、痛证和瘀血。多为久病不愈、重病、阳气虚、寒凝血淤的表现。

望形体

望形体主要包括看形体的强弱、胖瘦、畸形、体型四部分。

强弱

强指身体强壮，如骨骼粗大，胸廓宽厚，皮肤润泽等。形体强壮者，内脏坚实，气血旺盛，预后良好。

弱是身体虚弱，如骨骼细小，胸廓狭窄，肌肉瘦削，皮肤枯燥等。形体虚弱者，内脏也虚弱，气血多不足，体弱多病，预后较差。

胖瘦

胖而能食，为形盛有余；肥而食少，是形盛气虚，多为脾虚有痰。胖人大腹便便，多聚湿生痰，易患中风暴厥之症。

形瘦食多，为中焦有火；形瘦食少，是中气虚弱的表现。瘦人阴虚，血液衰少，相火易亢，故易患劳嗽。

畸形

胸廓扁平，多属肺肾阴虚或气阴两虚。

腹肿大，四肢反瘦，为鼓胀，多属肝郁或脾虚。腹部肿胀者，病气有余；腹部消减者，形气不足；腹皮甲错，着于背而成深凹者，多属精气衰败之恶候。

脊骨突出如锯齿称“脊疳”，亦属脏腑精气亏损已极，多见于慢性重病患者。

体型

中医将人的体型分为阳脏、阴脏和阴阳和平三大类。

阳脏之人多偏热，体型偏于瘦长，瘦人多火，身体姿势多前屈；阴脏之人多偏寒，体型偏于矮胖，胖人多疾，身体姿势多后仰；阴阳和平之人则无偏盛偏衰，气血调匀，得其中正，故体型特点也得其中。

望头面

头为诸阳之会，督脉及三阳经经脉皆上于头面，所以望头面也可以判断人的健康状况。

望头部

小儿头形过大或过小，皆为畸形，多由先天禀赋不足所致，或为肾精不足，或为先天大脑积水，多伴有智能不全。

小儿囟门下陷，称为“囟陷”，多属虚证。囟门高突，称为“囟填”，多属实热证，可能由颅内感染引起。囟门迟闭，骨缝不合，称为“解颅”，属肾气不足，或缺乏维生素 D 或钙所致。

头摇不能自主，无论成人或儿童，多为风病或气血虚衰。老年人可考虑患有帕金森综合征。

望头发

发黑且浓密润泽，是肾气盛而精血充足的表现。发黄且稀疏干枯，甚至头发脱光，为精血不足。突然大片脱发，多属血虚受风，又称“斑秃”。

青壮年头发稀疏易落，多属肾虚或血热。青少年发白，或老年发黑，是因禀赋不同，不作疾病论。青少年发白而伴有肾虚症状者，属肾精不足；若伴有心虚症状者，是劳神伤血。

小儿发结如穗，多见于疳积，多由于先天不足或后天失养，以致脾胃虚损。

望面部

面肿：面肿有阴水肿与阳水肿之分。阳水肿先肿眼睑、头面；阴水肿从下肢起，最后波及头面。

头面皮肤焮红肿胀，压之褪色，伴有疼痛，多是“抱头火丹”。头肿大如斗，目不能开，多是“大头瘟”，由毒火上攻所致，且具有传染性。无论何种面肿，都应及时就医。

腮肿：腮部突然肿起，面赤咽痛，或喉不肿痛，但外肿而兼耳聋。此为“痄腮”，是温毒证，即西医的流行性腮腺炎。

若颧骨之下，腮颌之上，耳前一寸三分处发疽肿起，名为“发颐”，属少阳、阳明经热毒上攻所致，相当于西医的化脓性腮腺炎。

口眼歪斜：口眼歪斜，肌肤不仁，面部肌肉患侧偏缓、健侧紧急，患侧目不能合、口不能闭，不能皱眉鼓腮，饮食、言语皆不利。此为风邪中络，或络脉空虚、风痰痹阻，多病在阳明之经。

望五官

中医学的五官（目、耳、口、鼻、舌）色泽形态异常与五脏气血虚衰有一定的关联，观察五官色泽形态的变化，可以察知内部脏腑的病变。

望目

目眦赤为心火；淡白者是血亏。白睛赤为肺火；黄为湿热内盛。眼胞皮红且湿烂是脾火。全目赤肿，多属肝经风热。目胞上下鲜明者，多属痰饮病；目胞色暗晦，多属肾虚。

望耳

正常人的耳肉厚而润泽，是先天肾阴充足的表现；反之，耳薄干枯，是先天肾阴不足的缘故。

耳薄而白，为肾衰，多见于垂危之人。

耳轮干枯焦黑，多为肾水亏极的征象，多见于温病后期肾阴久耗以及消渴病。

耳轮红肿，则属少阳相火上攻，或为肝胆湿热火毒上蒸；若耳背见有红络，伴耳根发凉，多为麻疹先兆。

耳轮甲错，即耳郭上出现瘀斑、瘀点，为久病血淤。

耳肿起者是邪气实，多属少阳相火上攻；耳瘦削者是正气虚，多属肾精亏虚或肾阴不足；耳轮萎缩，是肾气竭绝，多属危重之证。

耳内长出小肉，多因肝经郁火、肾经相火、胃经积火郁结而成。

望鼻

鼻色明润，是无病或病将愈之征。

鼻孔干燥，属阳明热证。干燥而色黑，如烟煤状，是阳毒热深；冷滑而色黑，是阴毒冷极。

鼻头色青，提示腹中痛；色黄是里有湿热；色白是亡血；色赤是脾、肺二经有热；色微黑是有水气；鼻头黄黑枯槁，为脾火津涸，亦属恶候。

鼻头红肿生疮，此为血热。

鼻头色红生粉刺者，俗称“酒渣鼻”，多因血热入肺、气血淤滞、毒邪内蕴所致。

鼻翼翕动，初病多是热邪风火壅塞肺脏，可见于热性疾病所致的呼吸困难。

鼻流清涕，属外感风寒。

鼻流浊涕或黄涕，属外感风热或肺胃有热。

鼻久流腥臭脓涕，多属外感风热，或脾胃湿热，胆经蕴热，上攻于鼻。

鼻衄即鼻腔出血，多由肺胃蕴热或外伤所致。

望口唇

唇色淡白为血亏，多见于大失血的患者。

唇色淡红，多属血虚或气血两虚。

唇色深红，为实为热；深红而干，是热盛伤津；赤肿而干者，为热极；如樱桃红色者，则见于煤气中毒。

唇色青黑，唇淡红而黑的是寒甚；口唇青黑则是冷极。

口唇干裂，多为津液损伤。

口唇发痒，色红且肿，多由阳明胃火上攻或脾虚生燥所致。

口角流涎，多属脾虚湿盛，或胃中有热；或因中风口歪，不能收摄。

唇上初结似豆，渐大如蚕茧，多由胃中积热、痰随火行所致。

口内糜腐，色白形如苔藓，多由阳旺阴虚或脾经湿热内郁所致。

婴儿满口白斑如雪片，称“鹅口疮”，系口腔念珠菌感染所致。

望齿龈

牙龈淡白者，多是血虚；龈肉萎缩而色淡者，多属胃阴不足，或肾气虚衰；齿龈红肿者，多是胃火上炎。

齿龈之际有蓝迹一线，多为沾染铅毒之征；若服水银、轻粉等药，亦可致牙床臃肿而有此征。

齿缝出血，痛而红肿，多为胃热伤络；若不痛不红微肿者，多为气虚，或肾火伤络。

牙齿黄而干燥者，多为热盛伤津；若光燥如石，是阳明热盛；若燥如枯骨，是肾阴枯涸。

牙齿松动稀疏、齿根外露者，多属肾虚，或虚火上炎；小儿齿落久不生者，是肾气亏；病重而齿黄枯落者，是骨绝；牙床腐烂，牙齿脱落者，是“牙疳”之凶候。

外伤齿折或动摇者，曰“斗齿”；龋齿腐洞，乃饮食余滓积齿缝间，腐蚀腌渍所致。

望咽喉

咽红肿胀而痛，甚则溃烂或有黄白色脓点，多属实热证；若红色娇嫩，肿痛不甚，多属虚热证；若咽喉漫肿，色淡红者，多为痰湿凝聚；若色淡红不肿，多属气阴两虚。

咽喉溃烂，且溃烂处上覆白腐，形如白膜，称“伪膜”。若伪膜松厚，容易拭去，去后不复生，此属肺胃热邪，证较轻。若伪膜坚韧，不易剥离，重剥则出血，或剥去随即复生，多是“白喉”，又称“疫喉”，由肺胃热毒伤阴而成，是白喉杆菌引起的急性呼吸道传染病。

咽喉溃烂流脓，脓液稠黄者，多属实证；清稀或污秽者，多为正虚不能胜邪；脓液易排出，创面愈合快，属体壮正气足；若脓液难消除，溃处愈合慢，属体弱正虚。

附录 2：舌诊快速入门

望舌，又称“舌诊”，是通过观察舌象，了解机体生理功能和病理变化的诊察方法，是中医望诊的重要组成部分，亦是辨证论治的重要依据。在诊疗实践中，舌诊主要包括观察舌色、舌形、舌态以及舌苔几部分。

舌色

正常人的舌头颜色一般是淡红色的。如果舌头发红，说明体内有热；舌头发白，说明身体偏寒、偏虚；舌头发青、发紫，说明体内有瘀。

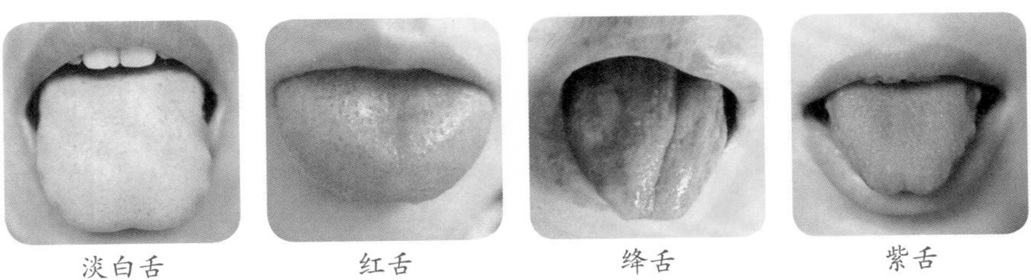

淡白舌　红舌　绛舌　紫舌

舌形、舌态

舌形是指舌体的形态变化，正常舌形适中而扁平。舌形能够反映人体营卫气血、表里阴阳、寒热虚实的病情变化。因此，观察舌形变化可测知正气盛衰和病邪性质。

舌态是指舌体的动态。正常时，舌体伸缩自如，活动灵活，提示脏腑机能旺盛，气血充足，经脉调匀。发生病理变化后，舌体可出现软、硬、颤、纵、歪、缩、吐弄等状态。

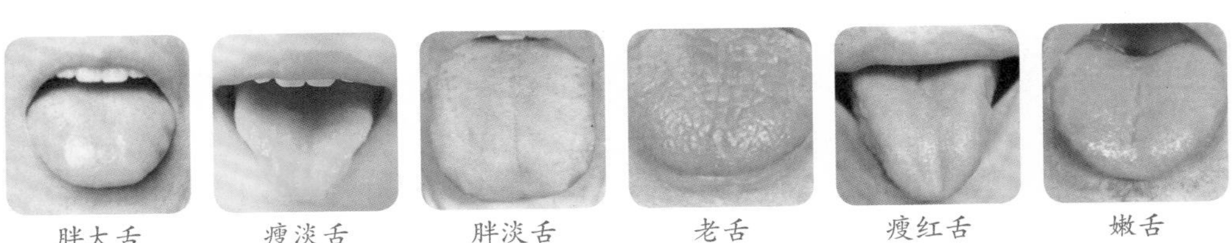

胖大舌　瘦淡舌　胖淡舌　老舌　瘦红舌　嫩舌

舌苔

舌苔由胃气所生，而五脏六腑皆禀气于胃。因此，舌苔的变化可反映脏腑的寒热虚实，以及病邪的性质和病位的深浅。正常人的舌苔一般是薄而均匀地平铺在舌面，在舌面中部、根部稍厚。舌苔的望诊包括望苔色、望苔质两部分。

苔色

主病的苔色主要有白苔、黄苔、灰苔、黑苔四种。由于苔色与病邪性质有关，所以观察苔色可以了解疾病的性质。

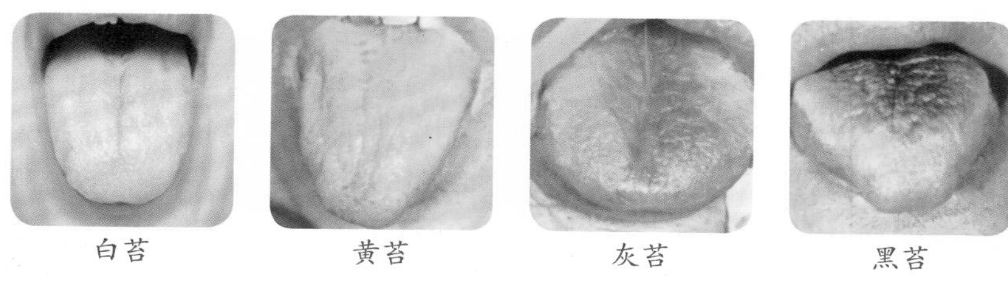

白苔　黄苔　灰苔　黑苔

苔质

苔质即舌苔的形质，有厚薄、润燥、腐腻、剥落、消长以及真假等。苔质主要反映胃气、胃阴、津液的存亡，以及病邪的性质、病位深浅等。

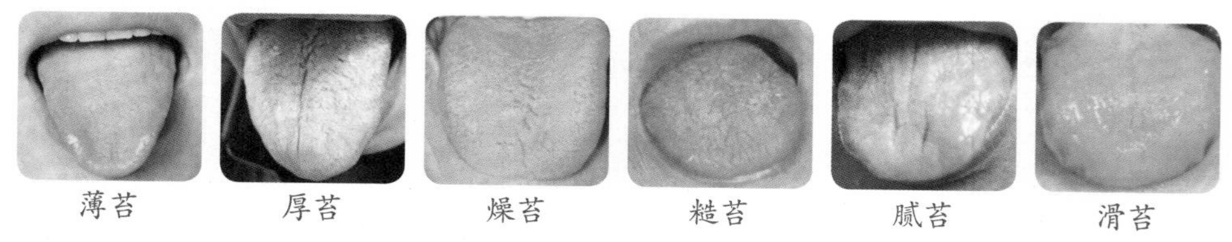

薄苔　厚苔　燥苔　糙苔　腻苔　滑苔

在一般情况下，舌质和舌苔的变化是统一的，它们在主病方面保持一致。但在某些情况下，舌质和舌苔的变化并不统一，它们在主病方面出现矛盾。比如舌质红绛，舌苔却见白色，在主病上红绛舌主里热盛，白苔却是主表证、寒证、湿证，两者主病没有一致之处。此时，就必须四诊合参，再做出判断。根据临床经验，当舌质和舌苔出现主病矛盾时，舌质往往在一定程度上反映疾病的本质，比如红绛舌反映的里热实盛是疾病的本质；白苔是因为病情变化快，化热入里迅速而未及转黄之故。所以，临床诊察时一定要注意舌质、舌苔的综合诊察判断。